与最聪明的人共同进化

认知盈余

CHEERS

HERE COMES EVERYBODY

The Business of Sleep

[英]薇姬·卡尔平 —— 著
VICKI CULPIN

高嵩 —— 译

让好睡眠成为你的职场优势

浙江教育出版社·杭州

致　玛莉

你让我成为
这世上最幸运的人

引 言

职场人需要了解这些睡眠常识

"这是最好的时代，也是最坏的时代。"[1] 这句似曾相识的开场白，是 160 多年前英国著名作家查尔斯·狄更斯在其名著《双城记》中写下的，但不论是针对 19 世纪 50 年代的巴黎和伦敦，还是针对当今的职场环境，这句描述都适用。以前，从来没有如此多关于睡眠的研究，探索人类为什么需要睡眠，睡眠是如何发生的，睡眠不良对个体的身心有什么影响，等等。以前，没有磁共振成像（MRI）等大脑扫描技术，研究人员无法清晰地观察到睡眠如何影响个体的思维过程。以前，人们无从获取大数据，无法了解睡眠不良对公司、国家乃至全球的影响。然而，一些相

---

[1] 出于环保考虑，本书参考文献已制成电子版。查看全书最后的延伸阅读页，扫描下方二维码，即可获取。——编者注

当重要的大规模研究显示，如今遭受失眠困扰的成年人数量达到了新高。① 美国疾病控制和预防中心研究发现，超过 1/3 的美国成年人常年睡眠不足。据此，该机构宣布睡眠不足已成为美国的一个"公共健康问题"。此外，美国国家睡眠基金会 2013 年的一项研究公布了多国成年人的具体睡眠情况，如表 0-1 所示。

表 0-1 多国成年人睡眠情况

睡眠情况	美国	英国	日本	德国	加拿大
每晚睡眠少于 6 小时的人群占比	18%	16%	16%	9%	6%
每晚睡眠 6～7 小时的人群占比	27%	19%	40%	21%	20%
每晚睡眠少于 7 小时的人群占比总计	45%	35%	56%	30%	26%

美国国家睡眠基金会、美国睡眠医学学会和美国睡眠研究学会都建议 18～60 岁的人每天晚上至少应睡 7 小时。然而超过一半的日本成年人睡眠不足，35% 的英国成年人和 45% 的美国成年人也处于类似的境地。

---

① 就全球范围而言，人们现在每晚的睡眠是否比祖先少，研究人员在这一问题上仍然存在着相当大的分歧。但有一点毫无疑问：很大一部分人的睡眠时间都远远低于科学建议的最低睡眠需求量。

很多人都熟悉《双城记》的开头，但你知道狄更斯接下来写了什么吗？"这是启蒙的时代，也是愚昧的时代。"在当今的睡眠研究领域以及睡眠对企业绩效和组织健康的影响方面，没有比这句话更贴近现实的了。这真的是一个启蒙的时代。人们只需在互联网上搜索"睡眠不良的影响"，就可以看到由英国国家医疗服务体系（NHS）、美国梅奥诊所、美国国家睡眠协会、美国睡眠协会等权威机构发布的相关文章，它们以深入的研究为依据，解释了睡眠不良的影响。短期来看，睡眠不良会导致记忆力、注意力、决策力和创造力的下降；长期来看，睡眠不良甚至可能影响寿命的长短。美国人前 15 大死亡原因中的 7 种，如心血管疾病、意外事故、糖尿病、高血压等，都与睡眠不良有关。人人均可查看最新的研究，了解到睡眠不足或睡眠质量差会造成个体严重的认知和健康风险。大众既目睹了不少著名首席执行官因过劳而不得不离开职场或请长假休养，也见证了企业职业健康管理将睡眠卫生教育纳入制度这一进步，而新闻媒体对睡眠问题的关注和相关事故报道更是与日俱增。即便如此，依然有众多成年人睡眠不足——所以，这也是一个愚昧的时代。

鉴于睡眠不足的危险性，吉尼斯世界纪录已经不再批准长时间不睡眠挑战了。[①] 不过，你还是可以尝试挑战 3 分钟内吃掉 12 个汉堡包，或 1 分钟内吃下 16 个墨西哥辣椒。言归正传，睡眠对人的生命至关重要，持续的睡眠剥夺最终会导致个体死亡，其确切的机制尚不清楚。一个健康的人不会死于睡眠剥夺，根本原因在于，他的身体和大脑不会允许这样的事情发生。这是非常关键的一点，它凸显了睡眠对人体健康和机能的重要性。一个人可以选择不吃东西，最终饿死，也可以决定不摄入任何水分，在一段时间后死于脱水。在饥饿或脱水期间，尽管身体会不顾一切地试图强迫他摄取食物或水，但最终，他可以决定是否饮食。睡眠就不一样了。如果你缺觉到一定程度，你的身体就会强迫你入睡，这是你无法控制的。你可能会竭力与身体抗争，但你的身体与大脑会取得最终的胜利。这一机制对人类的生存至关重要，也表明了睡眠对保持身体机能正常运转的重要性。与此同时，它也揭示了睡眠剥夺本身的危险性，并解释了为什么如此多致伤致死的交通事故都是由疲劳驾驶或开车时打瞌睡造成的。

---

① 在吉尼斯世界纪录网站上搜索"睡眠剥夺"，会发现一些很有意思、非常离奇的纪录，其中一些我不确定与睡眠剥夺有什么关联，比如：中转航线上最大的家、最大的昆虫屋、距离最长的垃圾车斜坡跳跃。

此事之由

我们可以从三个层面审视睡眠不良的后果。睡眠不足或睡眠类型不对，即睡眠时间不够或睡眠质量不佳，会对个体造成生理、社会、情绪和认知方面的影响，进而导致其在生活和工作中的不良表现，如网络闲散、对直线职权的滥用、对上下级关系的滥用、组织公民行为的减少、职场中不道德行为的增加，同时导致绩效和劳动生产率的下降，可能波及整个行业乃至国民经济，如图0-1所示。

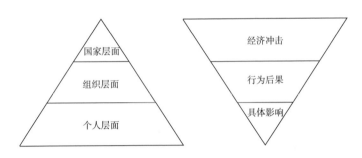

图0-1　睡眠不良在各层面造成的影响

2016年，兰德公司发表了一项研究，研究的主题是睡眠不足所造成的经济成本。研究人员根据数据和计算模型，在个人、组织、国家层面，发现了三个令人震惊的事实：

- 相比于平均每晚睡眠时间为 7 ~ 9 小时的人，平均每晚睡眠时间少于 6 小时和 6 ~ 7 小时的人死亡风险更高，前者高出 13%，后者高出 7%。
- 每年，英国因睡眠不足而损失 20 万个工作日，美国损失 123 万个工作日。[1]
- 睡眠不足导致死亡率上升、生产力下降。英国经济每年因此损失 367 亿 ~ 500 亿美元，美国损失 2 806 亿 ~ 4 110 亿美元。

显然，我们不能再轻视睡眠不良这个问题了。充足的睡眠可以降低个体的死亡率、提高组织的效率，每年为英国节省 367 亿 ~ 500 亿美元，这相当于英国国内生产总值的 1.36% ~ 1.86%。

这是一个启蒙的时代，呈现在我们眼前的数字不言而喻。不要让它成为一个愚昧的时代。

---

[1] 如果你是雇主，想更具象地了解这一点，以下信息或许可以帮到你。研究表明，个体每晚睡眠时间比所需睡眠时间少 1.5 小时，就会导致次日警觉度降低 1/3。也就是说，如果你有 3 个员工睡眠不足，那就相当于你付钱让 1 个人睡一整天！

本书架构

本书首先描述了睡眠的机制和过程,然后陈述了睡眠不良的影响,最后向读者提供了解决睡眠问题的方法。本书的前 5 章阐述了为何要认真对待睡眠问题,后 4 章提供了具体的指导,读者可以从中了解到如何做出微小而又重要的改变,以改善睡眠质量和睡眠时间。如果你还未认识到睡眠不良是个严重问题,那请从前 5 章开始阅读。在这部分,我重点阐释了睡眠不良会从认知、社会、情绪和生理层面对工作环境中的个体造成什么影响。这些影响包括记忆力、注意力、决策力、创造力、创新力下降,身体状况变差,以及情绪低落。歌德曾指出"仅仅掌握知识是不够的,我们必须将其付诸实践。仅仅拥有意愿和想法是不够的,我们必须脚踏实地去做",本书的后 4 章重点探讨了睡眠不足的原因——环境因素(科技、温度、噪声)、心理因素和生理因素(咖啡因、酒精、运动、倒班工作、时差),以便读者了解能做些什么来改善睡眠,如图 0-2 所示。

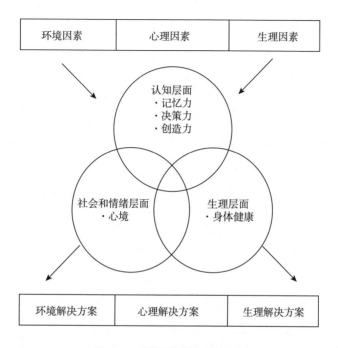

图 0-2   睡眠不良的原因和影响

我们需要多少睡眠

睡眠是相当个性化的问题，也就是说，对一个人来说适当的睡眠时间对另一个人来说可能太多或太少。这一点很重要，因为睡眠需求是由个人的一系列因素决定的，包括年龄、健康状况，甚至性别，例如，孕妇和产后妇女就有不同的睡眠需求。然而，这种差异并没有你想象或希望的那么大，也不足以构成你睡眠不足的借口。如果你在一天的大部分时间里都感觉精神萎靡，那么你就是睡眠不足或睡眠质量不好，或两者兼而有之。这种判断方法可能很粗略，但你确实可以借以有效辨识你的睡眠需求。[①] 如果你每天晚上都能获得充足且高质量的睡眠，那么你每天早上醒来后应该都会感觉精神焕发、毫无倦意。虽然你的警觉度在一天中会有波动，比如午餐后警觉度降低，但你应该不需要午睡，也不会晚餐前在沙发上坐着睡着。当然，我们偶尔都有睡不好或者工作多到不得不开夜车的时候，但如果这种偶然情况成为常态，甚至让你习以为常，不会注意到也不会想到自己有多累，那么是时候停下来反思一下你的睡眠模式了。

2015 年，美国国家睡眠基金会成为第一个向人们建议睡眠时间的官方组织，其建议针对的群体下至新生儿，上至老年人，如表 0-2 所示。

---

① 一个稍微更耗时但也更好的方法是，在不工作、能够毫无分心地上床睡觉和自然醒来的状态下，花两周的时间，每晚在同一时间睡觉（午夜前），早上自然醒来，而不是被日光、闹钟或戳你眼睛的孩子唤醒。如此持续大约一周后，你的身体就会找回它的自然节律，只要睡够了，你就会醒来。对大多数人来说，充足的睡眠是 7 ~ 9 个小时。

表 0-2　美国国家睡眠基金会建议的睡眠时间

年龄	建议（每晚睡眠小时数）	可能合适（每晚睡眠小时数）	不建议（每晚睡眠小时数）
新生儿（0～3个月）	14～17	11～13，18～19	少于11，大于19
婴儿（4～11个月）	12～15	10～11，16～18	少于10，大于18
幼儿（1～2岁）	11～14	9～10，15～16	少于9，大于16
学龄前儿童（3～5岁）	10～13	8～9，14	少于8，大于14
学龄儿童（6～13岁）	9～11	7～8，12	少于7，大于12
青少年（14～17岁）	8～10	7，11	少于7，大于11
青壮年（18～25岁）	7～9	6，10～11	少于6，大于11
成年人（26～64岁）	7～9	6，10	少于6，大于10
老年人（65岁以上）	7～8	5～6，9	少于5，大于9

　　不仅睡眠时间十分重要，睡眠质量也很关键。了解睡眠周期和睡眠机制，可以明白为什么睡眠质量或深度与睡眠时间同样举足轻重。在《睡眠解决方案》（*The Sleep Solution*）一书中，作者克里斯·温特（Chris Winter）将睡眠质量差所造成的影响用交响乐团演奏做比。他写道，如果交响乐团每演奏 20 分钟就休息一次，那么即使乐团以完美的精度演奏出每个音符，这首交响乐仍然会毫无乐趣可言——它会成为一首支离破碎的乐曲。对于演出成败，不间断的演奏与完整的演奏同等重要。同理，完整的睡眠和充足的睡眠对睡眠的影响同样巨大。

睡眠是怎么一回事

睡眠机制

人类主要有两种基本的睡眠机制。一种是线性的，另一种则以大约 24 小时为一个周期。[①]

线性机制，通常称为睡眠驱动机制，是由我们最近的睡眠多少决定的，因此也称为睡眠依赖过程（sleep-dependent process，简称 S 过程）。我们醒着的时间越长，对睡眠的需求就越大，而一旦我们有了充足的睡眠，这个过程就会重置，然后重新开始。如果我们睡了一觉，但睡得不够，那么睡眠驱动力会减少，但不会完全消失。周期性过程则不是由睡眠多少决定的，而是由我们体内的昼夜节律过程（circadian process, 简称 C 过程）决定的。这个过程是由外部时间线索决定或校准的。这类线索被称为授时因子，其中最重要的是明与暗。

打个比方，我们可以将 C 过程视为一个球，S 过程视

---

① "大约"在这里是个重要的术语——研究发现，如果个体处于无法接触到授时因子的环境，那么他的身体会自然地以 24.5 小时为一个周期。授时因子会将这种自然周期调整到与时钟的 24 小时保持一致。对重度失明的个体来说，这通常意味着他们需要服用褪黑素，才能确保体内的昼夜节律与外部环境保持一致。

为一条移动的传送带。白天，球随着传送带向上移动，一边移动，一边根据外部时间线索而不断调整，如图 0-3 所示。夜里，随着你变得越来越累，传送带变得越来越陡。当球到达传送带的最高点时，你就会受到"连击"。这时球（C 过程）会告诉你该睡觉了，因为你的体核温度已经下降，天也黑了，而且你已经保持清醒很长时间了，你累了（S 过程），并且球已到了传送带的末端，如图 0-4 所示。于是，你进入了梦乡。当你睡着的时候，球从传送带上滚下来，随着昼夜节律不断调整，等到你醒来，一切又准备好重新开始了。

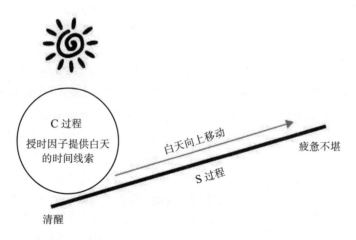

图 0-3　白天的 C 过程和 S 过程

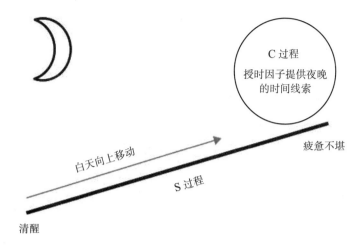

C 过程
授时因子提供夜晚
的时间线索

白天向上移动

疲惫不堪

S 过程

清醒

图 0-4 夜晚的 C 过程和 S 过程

睡眠阶段

包括人类在内的所有哺乳动物都有两种截然不同的睡眠状态：非快速眼动（non-rapid eye movement，NREM）和快速眼动（rapid eye movement，REM）。一系列生理变量，如眼球运动、身体移动和脑波活动，都表明这两种睡眠状态完全不同，就像睡眠与清醒之间的差别一样显著。NREM 睡眠本身分三个阶段：N1、N2 和

N3。[1]N1 和 N2 是较浅的睡眠阶段，N3 是慢波睡眠（slow wave sleep，SWS），是深度睡眠阶段。在 NREM 睡眠期间，我们能够移动身体，特别是在 N1 和 N2 期间；而在 REM 睡眠期间，我们的肌肉会全然弛缓，表现为肌肉麻痹。鉴于人类的大部分梦境都发生在 REM 睡眠期间，此时的肌肉瘫痪显然是有益的，这样一来，人就不会随梦而动了。

　　通常，成年人从 N1 浅睡眠到 SWS 深度睡眠需要 15 ～ 20 分钟，之后会在整夜循环这些睡眠阶段，一个周期大约 90 分钟。大部分 SWS 在前半夜，而大部分 REM 睡眠则在后半夜，如图 0-5 所示。[2] 如果早上自然地从 REM 睡眠或浅度睡眠中醒来，你应该会感觉神清气爽。但如果在 SWS 期间醒来，你可能就会昏昏沉沉、无精打采，就像周六下午在沙发上打盹儿后醒来时的感觉。

---

① 2007 年，美国睡眠医学学会出版了一本新手册，调整了针对睡眠不同阶段的术语。之前用的术语是：阶段 1、阶段 2、阶段 3、阶段 4。前两个阶段是浅度睡眠，后两个阶段是深度睡眠。新的术语是：N1、N2、N3。N1 对应阶段 1，N2 对应阶段 2，N3 对应阶段 3 和阶段 4。
② 尽管睡眠研究取得了巨大的进展，但科学家仍然不清楚为什么大多数 SWS 发生在前半夜，而大多数 REM 发生在后半夜。

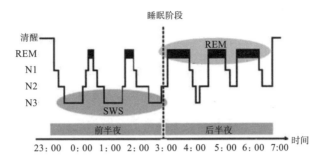

图 0-5　睡眠阶段

　　虽然不同年龄段的人在 REM 和 NREM 睡眠方面会有显著差异，但是 60 ～ 65 岁的健康个体在入眠时长（睡眠潜伏时间）、夜间觉醒时长（睡后觉醒时间［wake after sleep onset，WASO］），以及每个睡眠阶段的时间等方面，还是比较类似的，如图 0-6 所示。

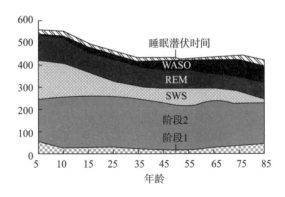

图 0-6　各年龄段人群的睡眠模式

无论是睡眠质量，还是睡眠时间，对于人们保持身体健康，确保认知、社会和情绪功能正常运转，都至关重要。也就是说，人们需要保证在睡眠机制的作用下，既得到充足的睡眠，又经历正常的睡眠周期。本书第 1～5 章陈述了当一个人睡眠不足或睡眠紊乱时会发生什么，第 6～9 章陈述了可能影响睡眠质量和时长的种种原因，以及人们可以采取哪些措施来改善睡眠状况。因此，本书应该属于启蒙时代的一部分，激励你做出改变、改善睡眠，从而避免陷入愚昧时代。

The Business
of Sleep

目　录

你真的了解睡眠与健康的关系吗?

- 人可以控制自己一直不入睡吗?（　　）

  A. 可以

  B. 不可以

- 短期睡眠不良会对记忆力、决策力、创造力造成影响吗?（　　）

  A. 会

  B. 不会

- 以下哪个行为有益于你快速入睡、一夜好眠?（　　）

  A. 睡前小酌一杯

  B. 睡前运动一下

  C. 睡前穿上睡袜

  D. 睡前玩个手机

扫描左侧二维码查看本书更多测试题

The Business of Sleep

第 1 章

提升记忆力的必要条件是睡眠

How Sleeping Better
Can Transform Our Career

- 记忆分几个阶段，有哪些类型？
- 所有的记忆都可以通过睡眠改善吗？
- 什么时候睡觉对记忆力改善有影响？
- 改善记忆力和学习能力的"好睡眠"是什么样的？

请估算一下，你每天的工作中有多少事情是需要凭记忆来完成的？这些事情是什么类型的？更重要的是，什么类型的事情是你会忘记的？预约的时间、报告的关键部分，抑或新同事的名字？你会忘记怎么开车去上班吗？如果没有程序记忆，你就无法记住如何开车；如果没有记忆，你甚至不会记得你有一份工作要做。记忆不仅仅是储存我们可以按需提取的事实和数据的仓库，它还塑造了我们的存在。它决定了我们如何看待自己，如何看待这个世界，以及如何规划未来。史蒂文·夏平（Steven Shapin）在《纽约客》的一篇文章中雄辩地总结了这一点："时间、现实和身份都是由记忆决定的。"

鉴于记忆不仅对组织层面的成败，也对个人本身至关重要，睡眠对记忆系统的影响是迄今为止睡眠领域中被研究得最多的课题之一。在过去的 10 年中，相关研究更是急剧增加。虽然有关睡眠和记忆关系的研究在最近如雨后春笋般涌现，但睡眠对记忆的基本好处早在 1885 年就已经确定。因此，最近研究的焦点放在了哪些类型的记忆受益于良好的睡眠，以及什么时候入睡可以让人获益最大上。

1885 年，柏林大学的赫尔曼·艾宾浩斯（Hermann Ebbinghaus）教授，基于他自己这唯一的样本，发表了一系列记忆实验的结果。虽然按照现代科学界严谨的标准，这个实验是有问题的，但艾宾浩斯的成果，特别是他发现的"遗忘曲线"，经受住了时间的考验。他指出：在学习完后的最初几个小时内，刚学的东西很快就会被遗忘，而几天后，那些仍保留在记忆里的东西会变得相对稳定。当今的记忆研究人员仍在引用艾宾浩斯在一个多世纪前证明的遗忘率。为了理解记忆是如何工作的，艾宾浩斯给自己列出了一系列需要记忆的非单词。这些非单词是非常特殊的，它们是辅音、元音、三元辅音（如 VEK、PIV 等）。艾宾浩斯花了多年时间先是记忆这些非单词，然后在不同的时间段测试自己，如学习后立即测试，或学习一小时、一天、一个月后测试。实验期间，艾宾浩斯会照常睡觉。他注意到，如果学习单词之后就睡，醒来后就回忆，那么他的遗忘率会有所降低。1914年，学习和睡眠的关系在德国再次得到证明。这次实验总共有6名参与者。晚上睡前学习材料的参与者比白天学习材料且学习完后依然保持清醒的参与者更不容易遗忘，在学习24小时后仍是如此。就此，记忆（学习）和睡眠之间的关系开始确立。

100多年来，人们持续探索睡眠对学习和记忆的影响，最终得到的结论是：良好的睡眠可以提高记忆力。睡个好觉后再学习新材料，或者在学习新材料与回忆所学内容中间睡个好觉，都能提高学习的效果。例如，一项研究发现，如果一个人在学习新的材料之前被剥夺了睡眠，那么他形成新记忆的能力会降低40%！有趣的是，当材料分别具有积极、中性和消极含义时，睡眠正常的参与者更容易记住积极和消极的材料——毕竟情绪有助于记忆的编码；而被剥夺睡眠的参与者在记忆中性和积极材料方面的表现都很差，但在记忆消极材料方面却没有受到影响。也就是说，尽管睡眠不足的人总体表现较差，但仅针对积极和中性的内容，消极内容仍然记得住，即睡眠不良会导致记忆产生负偏向。

也许，这一章应该就此结尾：你应该多睡一点儿，因为这样做可以提高你的记忆力。鉴于一方面，记忆力对组织层面的成功至关重要，毕竟开会迟到、记不起重要的销售数据或错过最后期限，都有可能会毁掉你的职业生涯，而另一方面，记忆力也是决定个人核心身份的基础，所以，要多睡一点儿以提高记忆力是个令人信服的论点。但是，我们中那些求知欲更强或更具怀疑精神的人想知道更多：所有的学习和记忆都可以通过睡眠改善吗？什么时候睡觉对记忆力改善有影响吗？改善记忆力和学习力的"好睡眠"是什么样子的？要回答这些问题，我们需要对记忆的不同阶段和类型多一些了解。

伊利诺伊州西北大学的心理学教授保罗·雷伯（Paul Reber）认为，如果就储存记忆的能力而言，将大脑比作计算机硬盘，那么单个大脑的记忆量会达到数拍字节，即大约 100 万千兆字节，相当于 300 万小时的电视节目，需要 300 年才能播完。虽然我们有这么大的容量可以储存记忆，但是要回忆某个信息，甚至是某个信息的一小部分，我们不仅要能够有效地储存记忆，还要能够有效地提取记忆。编码、巩固（稳固和增强记忆以确保有效存储）和回忆这三个阶段组成了储存和回忆任何记忆（无论是个人的视觉记忆、听觉记忆，还是对课堂知识的记忆）的整个过程，如图 1-1 所示。

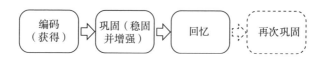

图 1-1　记忆的关键阶段

　　在编码阶段，大脑中产生的新记忆痕迹非常容易被抹去，这就是下一步——巩固很重要的原因。正是在巩固阶段，脆弱的记忆痕迹得到固化，并整合到大脑中已经存在的记忆网络中。最后，如果前两个阶段成功了，那么记忆就可以被访问和回忆起来，不管是在这段记忆产生的几分钟后、几天后，还是几十年后。有时，即使你知道某段记忆已经被储存起来，也很难将其提取，这就是所谓的"话到嘴边却想不起来"。

当我们把注意力转向记忆类型，而不是记忆阶段，并且想一想自己在一天中使用记忆的不同方式时，我们可以把记忆分为两种不同的类型：陈述性记忆和非陈述性记忆，如图 1-2 所示。陈述性记忆是我们能够陈述或表达其信息的记忆，而非陈述性记忆与我们不能表达的记忆有关。事实上，非陈述性记忆是暗中获得的，而且可能直到需要证明它的存在时，我们才意识到自己已经接触过它。

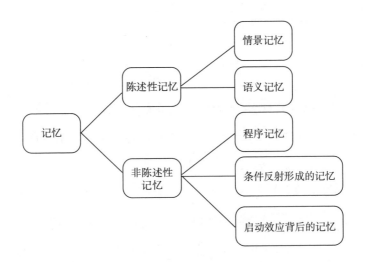

图 1-2　不同类型的记忆

陈述性记忆涵盖了被大多数人称作"记忆"的大部分内容，它分为两个子类型：情景记忆和语义记忆。情景记忆指的是对一段情景或一段时间的记忆，它让你回忆起你私人的经历。情景记忆可以比作日记，在典型的工作日中，它可能包括开会时你旁边坐的是谁，你在做某次演示时的感受如何，以及你那天晚上开车回家的路线。情景记忆通常很快就能形成，但也容易被快速遗忘，除非事件特别震撼、特别情绪化。语义记忆是关于现实世界的事实和数字。情景记忆对每个人来说都是不同的。即使两人经历过相同的事件，也不会产生一样的情景记忆，因为情景记忆是个人的记忆，受个人过去的经历和期望所左右。语义记忆则通常形成得比较慢，但不容易被遗忘。它能让你在没有直接经验的情况下就了解世界，比如通过阅读一本百科全书。工作中典型的语义记忆包括最新的销售数据、公司新总部的位置以及团队成员的生日等。

非陈述性记忆与陈述性记忆依赖的大脑区域不同，两者相关的记忆类型也大相径庭。非陈述性记忆不是通过描述或列举事实和数字，而是通过动作和行为回忆起来的，其中包括对运动技能和感知技能的程序记忆，这两种技能的学习进程都非常缓慢。（还记得你学开车花了多长时间吗？）非陈述性程序记忆的一个典型例子是骑自行车，与组织层面相关度更高的例子包括习得以下新技能：使用一种新机器、找到新办公地点或煮一杯咖啡！

回到不同的记忆阶段，已有研究证明其中两个阶段会受到睡眠不良的影响，并且与一个人何时睡觉有关，然而其中的确切机制尚不明确。一个人在学习开始之前睡觉（可将其视为准备），即训练前阶段，有利于记忆的编码阶段；而在学习之后、回忆之前睡觉（可将其视为渗透），即训练后阶段，被证明有助于记忆的巩固和加强。

研究人员如今已达成一项意义重大的共识——在学习前或准备阶段，睡眠有助于对将要记忆的信息进行编码，从而在之后的阶段增强对这些信息的回忆。基于这一有力的研究基础，一位研究者根据其团队对被试的神经成像得出结论：睡眠不良会"严重损害将新经验储存在记忆中的神经和行为能力"；睡眠剥夺会导致个体在各种陈述性记忆实验中的表现较差，这些实验包括语义记忆，如语言学习，以及情景记忆，如对情绪材料的记忆。鉴于人们不可能在尝试学习每一条新信息之前都睡觉，幸而睡眠并非成功将新材料编码以记忆的必要条件。但是，相关研究的确表明，睡眠可以提高编码的效率，从而提高随后回忆的效率。

对于这一过程中的记忆巩固阶段，如果个体是在训练后阶段（渗透）入睡，情况就有点复杂了。至今，相关研究一致表明，睡眠对程序记忆是有好处的，但对陈述性记忆巩固的影响却并不明确。更复杂的是，一些研究发现了训练后阶段睡眠结构的变化模式，及其与记忆和学习的关系。虽然科学和生活一样，从来都不简单，但是，在睡眠如何影响记忆巩固的问题上，我们可以从越来越多的相关研究中获得一些关键信息。

一些研究人员认为，记忆巩固过程的某些方面只有在入睡之后才会发生，另一些则认为睡眠对巩固大脑中的记忆痕迹有益但非必要。无论两者孰是孰非，大量研究都表明睡眠与程序记忆巩固之间存在关系，或者说与具有重要程序因素的记忆（如学习第二语言）巩固之间存在关系。研究还表明，REM 睡眠对有效学习程序任务尤为重要。研究人员发现，可以通过程序记忆任务后的 REM 睡眠时间预测学习效果，REM 睡眠时间越长，记忆效果越好。如果剥夺被试在学习后睡眠中的最后两次 REM 睡眠，一周后被试在记忆任务上的表现也仍然较差。此外，研究人员还发现，在训练后，甚至是训练结束 12 小时后，只要睡一晚，被试的运动能力就会提高 19%～21%。对于工作中经常需要学习新运动技能的人（大多数人在工作中学习新运动技能的频率比他们预想的要高），这些发现都尤为令人信服，无论他们是要在工厂或手术室里学习新的操作程序，还是要掌握新的办公用科技产品。

对于陈述性记忆，即我们的"日记"或者"百科全书"，睡眠和记忆巩固之间关系的研究尚未有一致的结论。一些研究人员，如加州大学伯克利分校的马修·沃克（Matthew Walker）根据令人信服的证据宣称，富含 SWS 的睡眠可以提高个体在陈述性记忆任务上的表现。另一些研究人员则认为，目前没有足够的证据表明睡眠是通过其本身特有的过程改善巩固阶段的陈述性记忆的；相反，他们认为睡眠之所以有益于巩固情景记忆与语义记忆，是因为人们唯有在睡觉时才能摆脱干扰与分心之事。

在记忆巩固的改善这一课题上，虽然研究人员很难剔除时间推移的自然影响，也很难区分到底是免于干扰和分心的状态在起作用，还是睡眠本身及其特有的元素在起作用，但这真的重要吗？从纯实用主义的角度来看，无论睡眠在改善记忆巩固能力方面有"特别"的作用，还是睡眠单纯让我们有时间不受干扰，从而更有效地巩固记忆，基本信息都是一样的。那就是编码后、回忆前的良好睡眠可以改善记忆，包括对事实和数字的记忆、对个人事件的记忆，以及对技能和任务的记忆。而这种效果的关键也许在于 REM 睡眠和 SWS。

至此，也许我们又回到了原点。100 多年的记忆研究表明，睡眠和记忆之间存在着很强的正相关，而睡眠后的记忆表现会得到改善。我们可以深入研究有关记忆和睡眠的文献以了解睡眠是如何影响记忆的，也可以试图了解所有的记忆是否都以同样的方式受到影响，以及睡眠的哪些方面对记忆改善是必要的，但从实用角度来看，结论很明确：良好的睡眠质量和充足的睡眠时间可以提高记忆表现。如果记忆力不仅能让你更高效地完成工作，还能确保你在晚上下班后找到回家的路，并塑造你的人格，那么专注于改善睡眠无疑是一项有价值的投资。

- 记忆分为三个阶段：编码、巩固、回忆。

- 记忆分为两种不同的类型：陈述性记忆和非陈述性记忆。

- 陈述性记忆是能够陈述或表达信息的记忆，分为情景记忆和语义记忆。
  情景记忆指的是一段情景的记忆或一段时间内的记忆；语义记忆，是关于现实中事实和数字的记忆。

- 非陈述性记忆，是无法表达的记忆，是对运动技能和感知技能的程序记忆。

- 情景记忆通常很快就能建立，但也容易被快速遗忘。
  语义记忆通常建立得比较慢，但不容易忘记。
  非陈述性记忆的建立非常缓慢。

- 睡眠不良会严重损害将新经验储存在记忆中的神经和行为能力。如果一个人在获得新的学习材料之前被剥夺睡眠，那么他形成新记忆的能力就会降低 40%，而且会更容易记住消极的内容。

- 良好的睡眠可以提高记忆力，从而提高学习能力。

一般而言，在学习开始之前睡觉有利于记忆的编码阶段，在学习之后、回忆之前睡觉有助于记忆的巩固阶段。此外，REM 睡眠对程序记忆的巩固尤其关键，而富含 SWS 的睡眠可以提高个体陈述性记忆的表现。

The Business of Sleep

第 2 章

越复杂的决策越需要
充足的睡眠

How Sleeping Better
Can Transform our Career

- 商业环境中的决策可以分为几类？
- 不同的决策都需要什么思维和行为能力？
- 睡眠对所有类型的决策会产生一样的影响吗？
- 高层管理人士或在面对高风险、高回报的决策时，
  需要特别注意什么？

1986 年 1 月 28 日，美国国家航空航天局（NASA）的"挑战者"号航天飞机在升空大约 73 秒时解体，7 名机组人员全部罹难，其中包括 5 名 NASA 宇航员和 2 名民间的有效载荷专家。同年，美国总统委员会的一份官方报告强调了该事故中关键人物所犯的决策错误及其原因——睡眠不足和凌晨倒班。在与制造航天飞机固体火箭助推器的莫顿聚硫橡胶公司（Morton-Thiokol）举行重要电话会议之前，马歇尔航天中心的高层管理人士正处于严重睡眠不足的状态。报告指出，发射航天飞机的决定"本应基于工程判断，然而，其他因素可能阻碍了有效的沟通和信息交流"。在需要做出工程判断的电话会议上，莫顿公司的管理人员和 NASA 的工作人员讨论了先前汇报的低温对 O 型环（固体火箭助推器的一部分）的影响。即使预计第二天早上会有严重的霜冻，相关人员还是做出了按时发射的决定。这一决定是在某些关键人员前一天晚上睡眠不足 2 小时，而且从当天凌晨 1 点就开始倒班的情况下做出的。由此，报告指出，不规律的工作时间和睡眠不足对管理人员的影响"可能大大干扰了马歇尔电话会议的气氛"，"加班加点工作的确令人钦佩，但如果影响了工作表现，特别是危及关键管理决策，就会引发严重的问题"。

2001 年，挪威军事学院的罗尔夫·拉森（Rolf Larsen）对正在接受训练的军校学员进行了一项研究。根据训练要求，这些学员连续 4 个晚上无眠，第 5 个晚上，他们不仅不能睡，还被要求完成一次"实弹"演习。学员被分配了弹药和枪支，任务是在黑暗中用实弹对一个营地发起攻击，而营地包括篝火、帐篷和在营地周围或坐或站的逼真假人。在以前的演习中，学员被要求向类似的假人开枪。然而，这次演习中，假人被偷偷换成了真人，实弹被偷偷换成了空弹，枪械的击发装置也被拆除了。

参与实验的训练班共 44 名学员。你猜在相信弹药是"实弹",而不知道枪被动了手脚以防止开枪的情况下,他们中有多少人开枪?结果是,26 名学员开了枪,其中许多人甚至开了好几枪,并对枪的"故障"感到非常沮丧。其中 15 人报告说,没有在目标区域发现任何异常。这可能是由于严重睡眠不足而导致的注意力不集中和视力下降。更令人惊讶的是,扣动扳机的学员中有 11 人承认,他们注意到了射击区域有"动静"或"活人",其中 6 人对是否开枪产生了怀疑或不安。即便如此,这 11 名学生还是服从命令开了枪。在经历睡眠被完全剥夺的 5 个夜晚之后,59% 的学员在认为自己持有实弹的情况下向真人目标开了枪。

在商业领域,几乎没有人需要决定是否将宇航员送入太空,也没有多少人会在连续 5 晚完全不睡之后被要求在工作中使用枪械。但是,有一点需要明确,我们中的许多人每天都在做出影响个人健康和福祉的决定,而且是在长期或短期睡眠质量不佳或睡眠时间不足的情况下。想想你每次很疲乏但又不得不开车的情景。研究发现,由于疲劳驾驶而造成的单次交通事故,在午夜至上午7点之间频率最高，凌晨1点至4点达到峰值，因为这段时间是人最困的时候。想想在工厂工作、操作叉车，甚或跟直系下属讨论其个人问题时，每一个场景都需要你做出一个或一系列决定，其后果可能会影响你周围人的健康和福祉。同样重要的是，即使没有5个晚上的睡眠剥夺，这些决定也会受到影响。"挑战者"号航天飞机的工作人员虽然是在睡眠不足的情况下工作，但其睡眠状况显然不及军事学校睡眠剥夺研究中被试的情况糟糕。事实上，只要一个晚上不睡觉，决策过程就会受到负面影响。

1995年，有人对随时待命的麻醉师进行了一项研究。据自我报告，这些麻醉师在值夜班时通常睡眠不足30分钟。研究发现，在睡眠不良的一夜之后，被试的思维创新能力明显下降。具体来说，当他们被要求用一种新颖灵活的方法来解决问题时，睡眠不足削弱了他们在决策中的创新能力。然而，当缺乏睡眠的医生和医科学生被要求完成一项常规的或熟悉的任务——理解详细而冗长的医学期刊文章时（这一任务可能会导致许多人入睡！），尽管必须吸收大量复杂的信息，但他们的表现并没有受到影响。该任务对一夜睡眠不足并不敏感。当一项手术按照常规计划进行时，医生可能不需要也不被容许创新。然而，如果医疗程序或诊断中出现意外情况，医生常用的措施派不上用场，那就需要创新，需要灵活的思维，需要医学的创造力。

这些发现凸显了睡眠与决策之间关系研究的两个重要方面。首先，正如拉夫堡大学睡眠实验室名誉教授吉姆·霍恩（Jim Horne）所强调的，仅仅一晚的睡眠不足就会从根本上影响现实世界中特定类型的决策和认知。为照顾一个生病的孩子、完成一份报告或者与分散各地的团队成员进行多次电话会议而一夜无眠，都会对你所做决策的质量产生负面影响，而且这一影响与你具备的专业知识、掌握的技能、受过的训练或拥有的高科技设备均无关。其次，决策过程中的某些特定方面以及特定类型的决策受到的影响尤其明显。

人们在商业环境中做出的决策，大致有三个类别。第一类是非常常规的决策，即枯燥、单调、相对自动、高度习得型的决策。这类决策是我们每天都会做出的，有时甚至不会把它们当作决策，因为我们几乎无须精心思量它们。第二类决策见于特定的复杂任务。在这种任务中，人们需要收集和处理大量信息，但是涉及的方法和决策相对来说是有规则可循的，需要的只是辐合思维，即借鉴以往成功经验的思维。做智商测试、写季度预算报告、修理有故障的机器就属于这类决策。第三种类型的决策主要或完全依赖发散思维，换言之，需要高度的创造性、创新性和灵活性。决策者面对的是一种全然陌生的状况，因此无法借鉴已有的知识，或许也不应该借鉴过往的经验，因为全新的情况需要不同的应对方法。这类决策在危机和不可预见的事件中极为常见，而且往往事关重大（就人类福祉或社会后果而言）。需要强调的是，随着个人在组织中的职级越来越高，这类决策很可能会越来越常见。高层管理人士身处一个更加动荡、不确定、复杂和模棱两可的世界，信息不全且准确性难以判定，缺少可以指导工作的"蓝图"，环境瞬息万变，而且这些问题会越演越烈。最近，我和阿什里奇高管教育商学院的一位同事合作完成了一项研究。我们发现，这些可能经常需要用到发散思维的高层管理人士，恰恰是自我报告每晚睡眠时间最少的人。

在商业环境中，人们每天都要面对上述三类决策，而睡眠不良对每类决策的影响略有不同。第一类决策对睡眠不足极为敏感，原因就在于这些决策是无聊、平淡的。人们可能认为在疲倦时应付这类决策也易如反掌，因为它不需要太多的认知努力。但事实是，当人们感到疲倦并努力寻找动力时，这类几乎不能给人提供刺激或参与感的任务往往完成得很差、比平时更耗时，且更易出错。如果我们将第一类决策与第二类决策相比，后者在睡眠不足的情况下要不受影响得多。有研究表明，对第二类决策来说，36 小时或更长时间的睡眠剥夺才会导致明显的决策缺陷。需要指出的是，如果一个人经常做一些复杂、有规则可循的决策，从而使其变得平淡无趣且习以为常，那么这些决策就会成为第一类决策，并变得容易受睡眠不足影响。然而，对于这两类任务，一定程度的睡眠不足所造成的消极影响可以被咖啡因摄入、经济激励或作为团队的一部分做出决策而抵消，因为经济激励和社会互动都能增加动力，从而增加决策者对任务的投入。

最后一类决策——风险较高、回报可能也较高的决策，在高层管理人士中可能更常见（但肯定不是独特的）。这类决策是一个包含许多组成部分的复杂过程，在这个过程的每一个层面上都会出现因睡眠不足而工作表现降低的危险（记住，仅仅一个晚上不睡就算睡眠不足）。即使决策者有动力去做，即使整个决策过程只需10分钟就能完成，即使风险可能很大，也不例外。当然，在这种情况下，将不良决策的影响描述为"工作表现降低"，可能更适用于以实验室为基础的研究，而让人大大低估了其对现实世界的影响。1986年1月6日，肯尼迪航天中心控制台操作员在"哥伦比亚"号航天飞机发射前5分钟，错误地从航天飞机上排出了8 000多千克的液氧。发射程序直到"哥伦比亚"号升空前31秒才被中止，而且是因为最初的错误导致的一个次要问题被检测到。控制台操作员是高智商且受过严格训练的，他们在具有高激励度的环境中工作，时常面对很大的利害关系。然而，由于上了3天连续12小时的夜班和11小时的白班，操作员疲惫不堪，这被认为是"导致该事件的主要因素之一"。如果需要NASA以外的例子，就看看1979年三哩岛核事故和1986年切尔诺贝利核事故吧，两者都被官方认定是由人为决策失误和不当的纠正措施造成的，而且都发生在凌晨——三哩岛为凌晨 4 点，切尔诺贝利为凌晨 1 点 23 分。

这种实际、复杂、动态且需要用到发散思维的决策涉及多个组成部分，如图 2-1 所示。

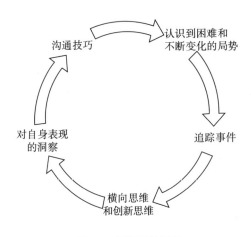

图 2-1　发散思维闭环

首先，决策者需要将注意力集中在手头的任务上，避免分心。我们从对逻辑性强、需辐合思维的任务的研究中了解到，一晚睡眠不足不会影响人们吸收大量的信息。事实上，就算两晚睡不好，人们也仍有可能吸收大量的信息。但是，仅仅一个晚上的睡眠不足就可能导致人们很难保持专注，比平时更难避免或忽视视觉和听觉上的干扰。虽然很少有研究探讨为什么睡眠会降低个体对随机干扰的忽视能力，但神经心理学和睡眠研究的相关文献都表明，这一影响是巨大的。2008 年，马赛厄斯·巴斯纳（Mathias Basner）及其同事在一项非常现实的任务——机场行李安检中，展示了夜班和睡眠不足对注意力和警惕性的影响。为确保研究的可靠性，该实验以实验室为基础，但其设计反映了现实世界的安检环境。被试要对 200 件行李进行单独的 X 射线检查，其中 25% 的包内藏有枪或刀。根据行李中其他随机的"干扰物"和武器隐藏程度，这 25% 的危险行李有的容易被发现，有的则很难。巴斯纳发现，在夜班期间，被试成功侦测出隐藏武器的水平下降，误报警的次数也有所增加。一夜不睡的情况下，被试总体表现相对稳定，但持续保持清醒 16 小时后，被试侦测表现迅速恶化，而保持清醒 23 小时后的早上 7 点，表现最差。尽管睡眠不足后的检出率降低了不到 4%，而且参加这项实验的人没有经过专业的培训，但考虑到每年世界各地机场所安检的行李数量（2008 年仅美国就有 7 亿件），这一结果的影响是巨大的。漏检出刀或枪的后果，可能是灾难性的。

其次，决策者需要持续追踪整个事件。如果一个决定很复杂，那么你需要收集信息，或者有人替你收集信息。有了这些信息，你就能决定下一步该做什么。你可以忽略这些信息吗？你还需要更多的信息吗？你会根据当时掌握的信息采取行动吗？事情在变化吗？信息是否准确？信息的来源是什么？无论做出什么决定，你都需要考虑可用的信息，并在此基础上更新你的策略。这种策略性的更新和对事件的追踪也特别容易受睡眠不足的影响。面对有规则可循的决策不适用的情况，疲倦的个体往往不能根据信息更新其战略决策，而是会依赖"屡试不爽"的方法。即使有新的证据表明这些旧有的解决方案可能不再合适，他们也不会做出修正。此时的他们处于"定势固着"状态，这是一个心理学术语，意思是即使以前的解决方案明显不合适，个人也坚持照旧。

定势固着与创新思维和认知灵活性的缺乏密切相关，而创新思维和认知灵活性是决策过程中的关键。如果我们面对全新的情况，不能依靠以前的成功战略，需要做出改变，那么我们就需要采取一种更具创新性的方法。定势固着之所以会导致失败，不在于对新信息的理解出了问题（我们已经知道，人们可以在睡眠不足的情况下很好地执行有规则可循的复杂任务），而在于没有放弃高度习得的、有规则可循的解决方案，并使用创新思维和横向思维提出相关度更高的解决方案。当然，在选择采取哪种战略时，我们还需要评估风险、预测后果，这是决策过程的一个关键组成部分。我们可以从研究文献中了解到：被剥夺睡眠的个体在面对高回报时会不那么在意他们的决策可能带来的负面后果，在处理高风险事件时，还会不那么厌恶风险——这可是一种极具破坏力的组合。

但也许还有挽回的余地。当一个人处于睡眠不足而导致的极度疲惫的状态之中，正在做出一系列可能产生糟糕后果的决策时，作为高度自觉的个体，他可以反思这种糟糕的表现，发现自己出了问题，并及时纠正，也就是改变想法！没问题，对吧？虽然实验室外的决策的影响可能无法马上显现，但自我意识——意识到自己目前做出的决策很糟、意识到自己需要睡眠，应该可以减少或消除错误的重复出现。然而，研究发现，被剥夺睡眠的个体对模糊的决策更有信心，即使摄入350毫克咖啡因也一样。睡眠研究显示，这个剂量的咖啡因（相当于3～4杯美式咖啡）对某些表现有积极的影响。咖啡因对改善任务只有很小的影响，对提高个人监测自己表现的能力没有任何作用。对于为什么需要更多睡眠这一问题，这种对个人表现洞察力的缺乏是相当关键的一点。如果训练有素、技术精湛的个体做出了错误的决策，并且缺乏纠正这些决策的洞察力，即使有明确的证据表明这些决策是行不通的，也无法觉察，那么，无论是从经济层面，还是从个人层面而言，其后果都是十分严重的。在商业组织中，特别是在高层中，人们不仅要依靠专业技术知识，也有赖于高度的自我意识和自我反省，后两者特别容易受睡眠影响。

最后，在做出一个或多个决策之后，决策者需要将这些决策传达给执行人以及可能受到这些决策影响的人。在此提醒一句，沟通技巧在决策过程的前几个步骤中也至关重要。如果沟通能力差，那么你要求的信息就可能是不准确或不正确的。早在20世纪50年代，睡眠研究就发现高水平的沟通能力容易受睡眠不足影响。1994年，美国联邦航空管理局的凯莉·内维尔（Kelly Neville）及其同事的一项研究报告称，参加沙漠风暴行动的美军机组人员随着睡眠限制的增加，出现了更多的沟通错误。

为什么会出现这种情况呢？为什么睡眠不良对有规则可循，需要用到智商、逻辑、辐合思维等的复杂任务相对影响较小，但对商业环境中更常见的需要发散、灵活、流动思维的决策影响巨大呢？与有规则可循的决策不同，需要发散思维的决策严重依赖于大脑的前额叶，这是关键。依赖于前额叶的任务尤其容易受到睡眠不良的影响。前额叶约占大脑总量的30%，是个体清醒时大脑最繁忙的区域，睡眠被认为是该大脑区域进行休养的基本形式。前额叶对于一系列被称为执行功能的任务和行为的执行至关重要。在组织内更高职位上的人更常需要执行该功能之下的行为，这些行为涉及注意力、语言、高级沟通技巧和记忆，以及发散思维和决策。近期使用功能性磁共振成像（fMRI）扫描的脑部研究表明，睡眠不足导致的执行功能减弱与前额叶的神经活动减少有关。此外，研究人员还发现，睡眠不足的个体在做出冒险的决策时，其大脑回路会发生变化，这可能会使其更关注预期的收益，并使其对潜在损失的关注最小化。

莱贝丁斯基（Libedinsky）及其同事在2011年一项关于睡眠不足对决策影响的研究中得出结论："仅仅一整夜的睡眠剥夺，就足以对经济决策产生巨大的影响。"考虑到"挑战者"号、三哩岛和切尔诺贝利的灾难，以及"哥伦比亚"号的险情等这些前车之鉴，睡眠不足的后果可能影响更为深远。然而，根据吉姆·霍恩对睡眠研究的总结，即使一个人的职业生涯不涉及核反应堆和宇航事业，也有充分理由好好反思自己的决策可能会受到睡眠的什么影响。霍恩指出，在一个涉及发散思维的决策过程中，你可能会因为无关紧要的琐事分心，而忘记刚才说了什么，无法准确地表达自己的观点，变得更加不信任他人，无法察觉他人面部表情和情绪的细微变化，更容易误解他人的观点，且谈判能力减弱。除此之外，你反思和洞察自己行为的能力可能已经因为睡眠不足而降低了！

- 商业环境中的决策可分为三类。

  第一类是非常常规的决策，即枯燥、单调、相对自动、高度习得型的决策。

  第二类决策见于特定的复杂任务中，在这种任务中，人们需要收集和处理大量信息，涉及的方法和决策相对来说是有规则可循的，并且需要的只是所谓的辐合思维，即应用以往成功经验的思维。

  第三类决策是主要或完全依赖发散思维的决策，即需要高度创造性、创新性和灵活性的决策。

- 睡眠不良对每类决策的影响略有不同。

  第一类决策对睡眠不足极为敏感。

  第二类决策需要 36 小时或更长时间的睡眠剥夺，才会出现明显的决策缺陷。

  对于这两类决策，轻度睡眠不足的消极影响可以被咖啡因摄入、经济激励或作为团体的一部分做出决策所抵消。

第三类决策包含许多环节：将注意力集中在手头的任务上→持续追踪整个事件→提出随机应变的方案→自我评估→传达指令。所有环节都会因睡眠不良而受到损害，因为睡眠会影响注意力、警惕性、认知灵活性、自我洞察力和沟通能力。

- 依赖于前额叶的任务尤其容易受到睡眠不良的影响。而前额叶对于一系列被称为执行功能的任务和行为的执行至关重要。在组织内更高职位上的人更常需要执行该功能下的行为，这些行为涉及注意力、语言、高级沟通技巧和记忆，以及发散思维和决策。

- 被剥夺睡眠的人在面对高回报时，会变得不那么在意他们的决定可能带来的负面后果；在处理高风险事件时，还会变得不那么厌恶风险。

- 前车之鉴："挑战者"号、三哩岛和切尔诺贝利的灾难，以及"哥伦比亚"号的险情。

The Business of Sleep

第 3 章

睡个好觉才是创新之源

- 创造力的主要表现和基本要素有哪些？
- 不同阶段的睡眠对不同层面的创造力有什么不同影响？
- 习惯熬夜的人和习惯早睡的人有什么特别之处？
- 可以人为促进睡眠对创造力的良好影响吗？

"创造力"的定义是什么？"有创造力"是什么意思？我们总能很容易地列举出一两个具有高度创造力的人，不管是名人还是身边的人，但要给创造力下定义却是相当困难的。如果你有创造力，那就另当别论了！如果你不是在创意行业工作，或者工作不是以创意为中心，你可能很难理解为什么创造力在商业环境中如此重要。为什么中层管理者需要有创造力？为什么会计师、社会工作者或情报分析员需要保证睡眠质量和时间，以使自身的创造力不受影响？

几百年来，创造力和睡眠之间的关系一直是个热门话题，其中涉及大量的轶事证据，关于创造力和做梦之间关系的尤其多。例如，有人声称罗伯特·路易斯·斯蒂文森（Robert Louis Stevenson）就是在梦中创作了《化身博士》（*The Strange Case of Dr.Jekyll and Mr. Hyde*）的情节，而玛莉·雪莱（Mary Shelley）创作《弗兰肯斯坦》（*Frankenstein*）的灵感就源于她在拜伦勋爵别墅过夜时的一个梦。不只创意产业，在科学领域中做梦和创造力之间的联系也很紧密。奥古斯特·凯库勒（August Kekule）的梦启发他想到了苯结构，苯是一种广泛存在于煤焦油和汽油中的化学物质。尼尔斯·玻尔（Niels Bohr）梦到自己坐在太阳上，由细小的弦连接的行星在周围呼啸而过，这激发他构造了原子模型。德米特里·门捷列夫（Dmitri Mendeleyev）的梦让他创造了元素周期表。据说，门捷列夫在三夜无眠之后，在办公桌前睡着了，并做了几个栩栩如生的梦。在梦中，他有了元素周期表的想法，即根据原子量对元素进行分组。

在商业环境中，创造力的表现不是视觉艺术，也不是诗歌或音乐创作，而是灵光乍现的时刻。洞察力，是组织效率的基础。所谓洞察力，即汇总已知的信息或数据，然后通过全新的或新颖的方式将其组合在一起，以更好地理解问题，从而产生可能的新的行为方式。例如，战略思维就非常依赖洞察力和大局观。事实上，任何需要好点子和解决方案的组织角色都需要这两种能力，无论问题是与人相关还是与流程相关。洞察力和做梦一样，据说都能给人提供建议。睡一会儿，就能找到解决办法。言外之意是，如果一个人将问题暂时放下，在一夜高质量、长时间的睡眠后重新审视，可能就会获得新的领悟。这个过程就像童话故事一样，包含着几分真实。

2004 年，乌尔里克·瓦格纳（Ullrich Wagner）及其同事设计了一个实验室实验。参与者被要求解决一个数学难题。没错，研究睡眠和创造力之间关系的实验经常是在实验室里进行的，这着实讽刺。然而，如果在现实环境中，研究者手持笔记本或电脑，持续跟踪参与者，等待创造过程的出现，那绝对会大大阻碍参与者发挥其创造力。所以研究者不得不依赖实验室研究。言归正传，回到瓦格纳和他的数学难题：参与者在实验室先接受一天的训练，第二天进行测试。一部分参与者被要求在训练和测试之间睡上一觉，而其他参与者则不能睡觉。值得注意的是，研究发现，睡了一觉的人中有近60%在第二天能够发现解决数学难题的潜在规律，而不睡觉的人中只有25%具有同样的洞察力。这一潜在规律在训练中就出现过，只是参与者都没有意识到，而"在问题上睡过一觉"的人中，有近60%发现了解决问题的捷径。这项研究中真正关键的是，实验设计得非常巧妙，通过一系列的控制措施避免了研究者将表现不佳归因于以下3个因素：疲劳、违背生物钟作息、睡眠对解题的任何影响。在该实验中，洞察力这种创造性的问题解决工具，是睡眠或睡眠过程的直接结果。那么，在商业环境中情况又如何呢？如果一夜高质量的充足睡眠可以使洞察问题的人数增加一倍以上，那么重要性就显而易见了。既然仅仅一个晚上的睡眠就能使高层团队中进行战略思考的成员的比例从25%提升到60%，那何乐而不为呢？

为什么睡眠能让我们有洞察力，能理解所有明显不相关的行为或信息，并看到一些以前不明显的东西？生理学的解释是，这与大脑中的海马有关。在记忆储存于大脑的不同区域之前，海马会暂时保存记忆。可以把它想象成记忆图书馆的书架，所有记忆都放在书架上，直到图书管理员决定好每个记忆应该被"搁置"在大脑中的哪个区域。在睡眠期间，海马会"回放"当天触发的所有记忆，就像图书管理员为了编目而翻阅书籍。当这些记忆被"回放"时，大脑的新皮层（图书馆馆长）会"倾听"，并开始将这些信息整合进已有知识，即已经存在于头脑里的记忆中，就像把类似的、通常在意义上有相关性的书籍摆放在一起。睡眠科学家现在认为，正是这种记忆的重组——通过调取已有的知识并将其转化融合为新的知识，为洞察力的形成创造了条件。这个过程就像颠覆现有的一切，以重新建立新奇的、富有洞察力的联系。这就相当于把每本书的每一页都抛到空中，看看它们落在哪里，如此一来，不同书中看似互不相连的页说不定就可以连在一起了。

通过跟踪工作中的人，给他们在创造力和洞察力方面的努力打分，然后将其与他们前一天晚上的睡眠时间联系起来——这一操作并不可行。那么，该如何在实验室中测量创造力，并确保结果尽可能接近真实世界的情况呢？衡量个体创造力的实验室研究大多采用了同一个测试，它有个很吸引人的名字——托兰斯创造性思维测验（Torrance Test of Creative Thinking，TTCT）。这是一组设计精妙的测试，以各种方式考查被试视觉和语言方面的创造力。TTCT测量了创造过程的重要组成部分——创造力的四个方面。第一个方面是流畅性，它取决于对一个特定的问题能给出多少答案。更有创造力的人对一个问题会提出更多种不同的解决方案。第二个方面是灵活性，它与流畅性息息相关。灵活性不仅涉及解决方案本身的数量，还涉及解决方案的类别多少。简言之，流畅性是关于答案的数量，而灵活性是关于答案的广度。第三个方面是独创性，而第四个方面是精化。独创性显然是创造力的关键，而精化则指基于一个解决方案构建另一个解决方案。随着解决方案的不断增多，它们是越来越详细、精细，每个想法都源自前一个想法，还是仍然互不相干且相对简单？以上四个方面不仅构成了创造力的定义，还有助于区分创造力、洞察力、记忆力与决策力，尽管它们有着千丝万缕的联系，并且都十分依赖额叶皮层，都会受到睡眠不良的显著影响。

以实验室研究为基础的睡眠研究有力地证明了，睡眠对视觉和语言创造力的四个基本要素——流畅性、灵活性、独创性和精化都有益处。例如，2011年，瓦莱里娅·德拉戈（Valeria Drago）及其意大利和美国的神经病学与心理学部门同事使用了一个精简版的TTCT，以探索健康参与者中睡眠和创造力之间的关系。研究中，每个参与者都需要在睡眠实验室连续度过三晚。睡眠实验室虽然不是什么可怕的地方，但对参与者而言十分陌生，所以睡眠研究的第一晚通常不会收集数据，而是让参与者适应环境，以期在接下来的几晚，他们的睡眠模式能够尽可能接近非家庭环境下的正常睡眠模式。在第二天和第三天的晚上，研究者进行了多导睡眠图记录，并要求参与者在第二天或第三天的早上完成创造力测试。在TTCT的语言测试部分，参与者被要求假设自己可以在空中行走，或者假设自己在没有飞机之类交通工具的情况下就能飞行，并尽可能多地列举出此时可能会遇到的问题。或者他们会被问道："假设有一场浓雾笼罩了地球，人们能看到的只有脚，这时会发生什么？这将如何改变地球上的生命？列出尽可能多的想法。"在视觉层面的创造力测试中，研究者首先给参与者一张纸，上面有两张不完整的图片，然后给他们3分钟的时间根据这些图片创作出有意义的图画，并给他们的"艺术作品"起一个标题。之后，研究者给参与者一张纸，纸上印有9个等腰三角形或9对直线，并要求他们在3分钟内用这些三角形或直线画出尽可能多的图画，并给每幅画起一个标题。

一部分读者读到上述研究的描述，可能会充满恐惧，提醒自己永远不要参加创造力研究，并永远都不要成为有创造力的人。而另一部分读者可能已经在互联网上寻找类似研究的被试招募信息，或者已经抓起一张纸，开始罗列如果人们只能看到对方的脚会产生的所有问题！无论此刻你是否在引导你内在的创造力，必须强调一点，尽管这些问题看起来与组织生活相去甚远，但它们之间是有关联之处的。问"如果我们能在空中行走会发生什么"，基本上和问"如果我们推出某产品 / 关闭某部门 / 雇用某人 / 削减一项预算以增加另一项预算，会发生什么"是一样的。创造性的解决方案通常是组织生活的关键组成部分，只不过在组织中，问题都是建立在比空中行走更平凡的现实基础上。

德拉戈及其同事发现，流畅性和灵活性与 NREM 睡眠的阶段 1 正相关。这意味着一个人在夜间获得的浅睡眠（阶段 1）越多，他能给出的答案就越多，这些答案的类别也越多。此外，研究人员还发现深度睡眠（阶段 4）与独创性之间存在正相关，而 REM 睡眠与独创性之间存在负相关。长时间的深度睡眠能让人产生更多的独创性解决方案，而长时间的 REM 睡眠则起到相反的作用。

这些发现清楚地表明，不仅创造力受到睡眠的影响，而且创造过程的不同要素还会受到睡眠周期不同阶段的影响。所以，睡眠的质量和时长一样重要。没有浅睡眠，你可能很难产生多个解决方案，或者你的解决方案会看起来都非常相似。然而，如果没有高质量的深度睡眠，那么你的解决方案可能不是特别有创意，方案再多也难以达到创造性的目标。鉴于深度睡眠对记忆、学习等众多认知功能的重要意义，SWS 与创造力之间的关系并不令人意外。无法确定的是，为什么阶段 1 的浅睡眠对流畅性和灵活性如此重要，尽管有人认为 NREM 睡眠期间去甲肾上腺素的减少可能是部分原因。去甲肾上腺素是个体处于应激状态时产生的化学物质之一。研究人员认为，压力会导致去甲肾上腺素的增加，让大脑皮层处于高唤醒和高警惕状态，而这种高唤醒可能降低或抑制在事件或数据之间做出更抽象联想的能力。毕竟，如果我们正在让身体为感知到的压力做好准备，就需要把注意力集中在具体、有形的行动上，而不是更抽象的概念上。换句话说，如果需要躲避一只老虎，我希望我的大脑能提供一些非常可靠的信息，告诉我该跑多快、跑到哪里。如果在那一刻，我想出更深奥的解决方案，比如"使用悬停飞行器"或"穿上隐形斗篷"，它们可能很有创意，但并不实用。随着压力的减少，大脑皮层的唤醒水平也会降低，产生不寻常且独特联想的能力便恢复了。在 NREM 睡眠期间，去甲肾上腺素会自然减少，也许正是这一点增强了创造过程的某些方面。

REM 睡眠和独创性之间的负相关也是需要考虑的重要因素，特别是联系本章开头史蒂文森和门捷列夫的梦的力量来看，更是如此。如果 REM 睡眠降低了独创性，这是否意味着《化身博士》中的杰基尔博士和海德先生以及元素周期表的想法不是独创的？我们是不是发现了两起发生于 19 世纪的剽窃？不，当然不是，这里的关键是 REM 睡眠对创造力很重要，但其重要程度取决于任务本身对创造力的要求是高还是低。对德拉戈及其同事而言，创造性任务的成功需要发散思维，即以非典型的方式想出各种解决方案。正如第 2 章中所说，发散思维在很大程度上依赖大脑额叶，而该区域很容易受到睡眠不良的影响。同时，决策研究发现，即使剥夺睡眠 36 小时甚至更长时间，辐合思维也往往不会受到影响。这种区别对于创造力也很重要，因为当任务要求参与者尽可能发挥创造力，但只需找到唯一的最佳答案时，研究者发现 REM 睡眠可以改善参与者的表现。

对史蒂文森和门捷列夫来说，REM 睡眠之所以会提高他们的创造力，可能是因为"捆绑错误"。当我们清醒时，前额叶会帮助我们持续专注于手头的任务，屏蔽掉看似无关的信息。如果你是容易分心的人，只能怪你的前额叶工作效率不高！而当我们睡着时，前额叶不再充当"思想警察"，因此信息能以新的方式汇集或捆绑，先前被屏蔽的或无关的信息可以经过一贯警觉的前额叶，潜入我们的意识里。此外，皮质醇在 REM 睡眠期间会增加。不管我们醒着还是睡着，皮质醇有"分裂"记忆的作用，即它会把记忆分割成碎片。正如美国圣母大学心理学副教授、睡眠专家杰西卡·佩恩（Jessica Payne）所解释的，"大脑不喜欢碎片化，所以它会编故事，而这反过来又会产生新奇的思维"。

到目前为止，我们假设了睡眠的质量和时长对创造过程很重要，但时型呢？时型，即你是更愿意在早上活动的人（百灵鸟型），还是更愿意在晚上活动的人（猫头鹰型），也是一个重要的相关因素，特别是考虑到在人们的刻板印象中，有创造力的人似乎总是工作到深夜。有创造力的人真的天生喜欢工作到深夜，然后在白天睡懒觉吗？与此相关的详细研究很少，但最近有研究表明，这种刻板印象可能有一定的道理。2016 年，纳塔·莱姆－维拉索夫（Neta Ram-Vlasov）及其同事针对艺术和社会科学专业的本科生开展了一项语言和视觉创造力的研究。他们发现，语言创造力与较长的睡眠时间有关。这项发现与上文睡眠对创造力影响的研究结果一致。同时，维拉索夫及其同事还发现，较高的语言创造力与较晚的睡眠时间有关。研究中，表现出较高语言创造力的学生睡眠时间更长，睡得也更晚，他们是典型的猫头鹰型。这得到了其他研究的支持。这些研究发现，具有高水平语言和视觉创造力的个体具有典型的猫头鹰特征。与睡眠时间较晚的人（猫头鹰型）相比，睡眠时间较早的人（百灵鸟型）表现出较弱的想象力和直觉，避免象征性、非具体的内容，猎奇性较低，对新奇事件的应对准备也更少。需要特别强调的是，这种联系的关键在于几点睡。研究表明，睡眠时间短的人比睡眠时间长的人缺乏创造力，所以猫头鹰型只有在能够晚睡晚起的情况下才更有创造力。当天生猫头鹰型的人全神贯注于创造过程以至于很晚才睡，但第二天却需要早起完成工作时，他们很可能会因为睡眠时间较短而缺乏创造力。

维拉索夫及其同事最感兴趣的发现或许是，睡眠时间过短会提高视觉创造力。你没看错，研究中表现出较高视觉创造力的学生睡眠质量最差。但在你决定为了设计完美的公司标志或者为起居室墙壁涂上新的油漆而剥夺自己的睡眠之前，请考虑一下为什么睡眠不足可能会对视觉创造力有益。已发现睡眠障碍会改变感知的某些方面，如睡眠呼吸暂停综合征患者的睡眠质量极差，且会并发视神经功能障碍。在经历一段时间的睡眠严重不足或睡眠质量较差后，人们从较高的视觉创造力中获益之前，可能会产生妄想、幻觉或处于感知改变的状态。如果你是一个画家，在某段时间里不离开画室、不与他人互动、不开车、不上班、不购物、不点外卖或做饭，那么在一个短暂的创作密集期内，这种状态也许是可持续的。可对我们普通人来说，这种视觉创造力的代价又是什么呢？

上述的所有研究都表明，面对一个问题时，你需要做的是先审视它，然后在适当的时间休息，获得良好充足的睡眠，任睡眠发挥魔力，帮你重组记忆、加深学习效果。第二天早上，当你醒来时，就会有灵光乍现的时刻！然而，最近的一项研究发现，你不必在睡觉的时候被动地等待这一过程发生，而是可以做一些事情来积极地触发和促进创造性的过程。荷兰拉德堡德大学行为科学研究所和美国哈佛商学院的研究人员在睡眠和创造力之间关系的研究中，试图探明创造过程是否可以通过嗅觉或气味加以促进。研究人员让三组不同的参与者接受了同样的任务：观看一段 10 分钟的关于志愿工作的视频，并回答一个问题："你如何激励人们从事志愿工作？"（这也许就是你目前正在努力解决的问题，它表明创造力不仅仅关乎写诗或画风景画，还关乎围绕具体的商业问题进行横向的、独创性的思考。）所有的参与者都被要求，当晚正常睡觉休息，次日上午 10 点之前想出尽可能多的创造性解决方案。参与者是在家里睡觉，只需在上午 10 点之前登录计算机系统，提交所有的解决方案，相当于为当天的第一次会议提出商业计划。

当参与者观看视频并回答问题时，第二组和第三组的参与者在不知情的前提下被暴露了一种令人愉快的橙子香草的气味中，第一组则没有被施加任何气味。参与者当晚上床睡觉时，第一组正常入睡；第二组被给予了一个内含橙子香草气味的气味扩散器，并被要求将扩散器放在离他们大约 3 米的地方；第三组也被给予了可以使用整夜的气味扩散器，内含的气味也是令人愉快的，但是不同于他们在看视频和被提问时接触到的气味。研究人员发现，第二组在创造力的测试中平均得分高于其他两组。不仅如此，当让他们从自己的所有解决方案中选择他们认为最有创意的一个时，他们的选择与训练有素的评委小组的选择重合的概率更高。这意味着创造过程被令人愉悦的气味强化了，但并不是任何令人愉悦的气味都可以。研究人员通过使第二组参与者在接到任务时以及睡眠时接触相同的气味，在睡眠中积极地影响并加强了他们的创造过程。

疲惫的头脑会产生陈腐的想法吗？但愿阅读了本章后，你会同意相关证据的结论——确实如此。睡眠的时间和质量对创造过程的各个方面都很重要，视觉创造力可能除外。鉴于爱因斯坦曾说"我们不能用创造问题时所用的那种思维来解决问题"，也许带着问题睡一觉会产生我们所需的不同思维。

- 在商业环境中，创造力是通过灵光乍现的时刻表现的。洞察力，即通过获取已经存在的信息或数据片段，并以全新的或新颖的方式组合它们，最终更好地理解问题，产生新的行为方式。

- 创造力有四个层面：流畅性、灵活性、独创性、精化。
  流畅性关乎答案的数量；灵活性关乎答案的广度；独创性是创造力的关键；精化则涉及基于一个解决方案构建另一个解决方案。

- 一晚良好的睡眠就可以使一个群体中能够进行战略思考的成员的比例从 25% 上升到 60%。因为在睡眠期间，大脑会吸收已有的知识并将其转化为新的知识，这种记忆重组为洞察力奠定了基础。

- 流畅性和灵活性与 NREM 睡眠的阶段 1 呈正相关。也就是说，一个人在夜间获得的浅睡眠越多（阶段 1），他能给出的答案就越多，这些答案的类别也越多。

深度睡眠（阶段 4）与独创性之间存在正相关，而 REM 睡眠与独创性之间存在负相关。也就是说，长时间的深度睡眠能让人产生更多的独创性解决方案，而长时间的 REM 睡眠则起到相反的作用。

- 睡眠时间短的人往往比睡眠时间长的人更缺乏创造力，所以晚睡的人只有在能够晚起的情况下才更有创造力。需要特别注意的是，睡眠时间过短虽然会增强视觉创造力，但因为长时间睡眠剥夺对身体会造成严重损害，所以这种效果不可持续。

- 创造过程可以被令人愉悦的气味强化。前提是，创造性任务下达时接触的气味必须和睡眠时接触的气味相同。

The Business of Sleep

第 4 章

越睡不好，身体越糟

How Sleeping Better
Can Transform our Career

- 什么样的睡眠是有害生理健康的"坏睡眠"?

- 哪些疾病与睡眠不良密切相关,作用机制如何?

- 短期睡眠问题对患病风险的影响可以忽略不计吗?

睡眠对生存至关重要。如果一段时间内你睡眠不足，不管是睡眠时间缩短，还是由于夜间多次醒来而导致睡眠质量差，你都会身体不适。如果我们需要睡眠来维持生命，那么睡眠不良肯定会对我们的身体造成伤害。反过来说，身体恢复力强的人不仅在工作中表现出众，还会有更卓越的绩效和劳动生产率、更健康的身体和更大的财务成功。

　　针对睡眠不良和身体健康关系的研究的发现可谓喜忧参半。先从坏消息说起。为期多年的大型研究表明，临床高血压、糖尿病、其他代谢紊乱以及某些癌症，都和睡眠不良有关。在进一步的研究中，研究人员已经能够确定睡眠不良为这些疾病的一个成因。当然，也有一些好消息。前文已讨论过，睡眠不良会立即影响前额叶的执行功能，如记忆、决策、心境和创造力，但大多数与睡眠时间和／或睡眠质量有关的身体疾病通常需要很多年才会显现出来。这是个好消息，因为这意味着如果你现在开始改善睡眠状况，你的身体将会长期受益。

以人生实际意义的结尾——死亡作为本章的开端，虽怪却也合理。了解睡眠不良和所谓的"全因死亡率"之间的联系，会让你清晰地看到睡眠不良可能对身体健康造成多么严重的影响。全因死亡率指的是各种原因导致的死亡人数与该人群同期人数之比。在这一领域的研究中，虽然研究人员无法断言是睡眠不良导致了个体的死亡，但他们能够确定睡眠不良与死亡率之间有很强的相关性。例如，2016 年的一项研究收集了 40 多项研究的数据，涉及 2 200 425 名成年参与者，其中 271 507 人死亡。经过复杂的统计分析，研究人员发现，睡眠不良和全因死亡率之间有很强的关联。这项研究中最耐人寻味的发现是，睡眠时间长（大于 8 小时）和睡眠时间短（小于 7 小时）都属于睡眠不良。无疑，鉴于睡眠不良对身体健康的影响，我们不仅仅需要考虑睡眠不足的影响，还应考虑睡眠过多的影响——可能你一直以为睡多久都没关系！ 2016 年的研究显示，24 小时内睡眠超过 8 小时，比如晚上睡超过 8 小时，或者晚上加白天睡超过 8 小时，个体的死亡风险都会增加，其中 24 小时内睡眠超过 10 小时的人死亡风险最高。对于睡眠时间较短的人，夜间睡眠少于 7 小时与死亡无关，但如果 24 小时内分散睡眠，而总时长少于 7 小时，比如夜间睡 5 小时加下午小睡 1 小时，个体的死亡风险也会增加。

在夜间或任何 24 小时内睡眠超过 8 小时，个体的死亡风险都会增加。在任何 24 小时内睡眠少于 7 小时（但不是在夜间）也会导致死亡风险增加。这一研究和该领域的其他研究都表明，对健康而言，长时间睡眠可能比短时间睡眠风险更大。只是有几点需要特别强调：在高血压和心血管疾病等其他健康领域，研究人员在某些情况下发现的相关性更接近于因果关系。由于这项研究的样本量庞大，而且是从 40 多项不同研究的数据中收集而来的，这 40 多项研究的实验设计不尽相同，参与者又有各种健康问题，因此科学家只能断言睡眠时间短／长与随后的死亡之间存在关联。这是很关键的一点，因为相关性并不等于因果关系。举个例子，冰激凌销量和裙子长度之间有很强的关系，或者说有相关性。也就是说，随着冰激凌销量的增加，人们穿的裙子也会变短。但这并不是说冰激凌的畅销会导致裙子变短，或者说裙子变短会增加冰激凌的销量。这两者之间只是一种相关的关系，还有第三个因素——温度。温度既影响冰激凌销量，又影响裙子长度。气温升高，买冰激凌的人就多了；同时，人们就穿起短裙了。冰激凌销量和裙子长度之间的关系是由第三个因素温度造成的。相应地，2016 年的研究中，需要考虑第三个因素——临床抑郁症。它是形成睡眠不良（尤其是睡眠时间长）和高死亡率之间关系的一个因素，因为有大量证据表明，抑郁症患者的睡眠模式和 / 或持续时间往往非常不规律。这就是为什么关于睡眠模式的问题在临床抑郁症的诊断面谈中很常见。此外，睡眠障碍、年龄、性别和其他健康问题也可能是本研究需要考虑的"第三个因素"。

还需要强调的一点是，正如本书引言中所讨论的，睡眠是一种个体差异非常大的现象，没有放之四海而皆准的"理想睡眠量"。对一个人来说理想的睡眠，对

另一个人来说可能并不理想。因此，虽然我们应该以
7～8小时为睡眠目标，但它可能而且确实会因人而异。
虽然你不应该以此作为睡眠不足的借口，但它确实意味
着，如果你每晚需要略多于8小时的睡眠，而且你在其
他方面健康快乐，那么你可能就得到了自身所需的适当
的睡眠量。理解这一点至关重要，因为本章的内容可能
会吓到你，让你失眠，担心睡得太多或太少。然而，即
使我们暂且不管其他因素，如抑郁症、个体之间的睡眠
差异等的潜在影响，也应该高度重视以下这一信息：缺
乏睡眠和过度睡眠与随后的死亡之间存在联系。

对全因死亡率与过度睡眠和缺乏睡眠之间关系的研
究不仅凸显了这种联系潜在的严重性，而且强调了正确
睡眠量的重要性。缺乏睡眠和过度睡眠都可能导致严重
的健康问题（通过中介因素，如抑郁症）。在睡眠不良
对临床高血压的影响的研究中，过度睡眠和缺乏睡眠也
同样关键。长期高血压（一般定义为140/90毫米汞柱
或更高）已被证明会增加严重疾病和致命疾病的风险，
如心脏病、中风、心力衰竭、外周动脉疾病、主动脉
瘤、肾病、血管性痴呆等。

研究人员通过多种方式探索了高血压和不良睡眠习惯之间的联系。比如，某些实验会剥夺健康个体一晚上部分或全部的睡眠，或更长时间的睡眠，并在睡眠限制或睡眠中断（夜间多次醒来）前后记录被试的血压。在更长期的研究中，研究人员会对个体进行长时间的追踪（在这类研究中，8～10年是相对标准的追踪时长），观察他们的睡眠模式与血压，特别是与高血压的发病之间是否存在联系。此外，还有所谓的横向研究。横向研究中，研究人员会同时观察多组人群，比如睡眠良好的人群和长期或短期睡眠不良的人群，比较不同人群的血压是否存在差异。研究人员也可以将一组高血压患者和一组血压正常者（可能还有一组低血压患者）作为研究对象，观察这些人群的睡眠模式是否不同。

上述研究的综合结果是：强有力的证据表明，睡眠不良在短期内（在实验研究中）和中长期内（在横向和纵向研究中）都会导致个体患高血压的风险增加。例如，在10项研究中，对血压正常的健康个体进行前半夜、后半夜、整夜或超过整夜（36小时和40小时）的睡眠剥夺后发现，每项研究的参与者血压都有所升高。

而且，无论参与者的睡眠量是如何减少的，以及减少了多少，无论是整夜不睡还是一夜分散睡眠，无论是老年人还是年轻人，是男性还是女性，这种影响都存在。

当然，一个晚上睡眠不足可能会使你的血压升高，但是如果第二天晚上、第三天晚上都睡得很好，如此持续几天，血压就会恢复到平时的水平，并且几乎不会或者完全不会有长期的影响。然而，实验研究是对可能发生的情况的真实反映。如果一个晚上的睡眠紊乱会导致第二天早上血压升高 7 毫米汞柱，那么长期累积的效应可想而知。

一项名为"睡眠心脏健康研究"的大型横向研究发现，习惯性短睡者（每晚睡眠时间少于 5 小时的人）和习惯性长睡者（每晚睡眠时间超过 9 小时的人），比每晚睡眠时间为 7 ～ 8 小时的人更容易患高血压，如图 4-1 所示。

该研究的关键是：研究人员希望超越睡眠和血压之间的相关性，确定因果关系。通过使用一种统计程序，他们能够证明，即使考虑到已知的其他可能导致高血压的因素，如年龄、性别、种族、现有睡眠障碍、体重指数（BMI）、咖啡因及酒精摄入量、吸烟、抑郁、糖尿病和心血管疾病，高血压与过度睡眠和缺乏睡眠之间的关系依然存在。在纵向研究——对个体进行相当长时间追踪的研究中，重点是缺乏睡眠的影响，过度睡眠的影响则不那么显著。英国国家健康与营养检查调查对4 810名成年人进行了为期8～10年的追踪调查，发现每晚睡眠不足5小时的人患高血压的概率增加。该领域的纵向研究综述的结论为，习惯性缺乏睡眠与高血压有关，尤其是对中年人而言。

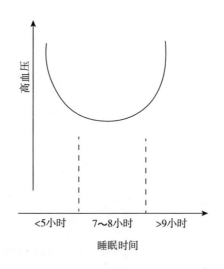

图 4-1 高血压风险与睡眠时间之间的 U 形关系

虽然我们无法百分百确定睡眠不良会导致高血压，但有足够的证据证明，睡眠不良与高血压之间有密切的关系。而如果把其他已知的可能导致高血压的因素排除掉，还有什么因素呢？许多睡眠研究者认为，长期处于血压升高的状态，以及这种状态可能引发的所有生理反应，如交感神经系统活动增加，有助于解释被长期剥夺睡眠的个体的高血压发病率。而高血压会导致严重疾病和致命疾病。

假设，你昨晚在办公室工作到很晚，回到家还继续工作，赶着完成一份报告，睡得很晚。今天，因为有早会，你不得不早起。尽管上午喝了三杯咖啡，也许还吃了几块饼干，到了午饭时间你还是很累，心浮气躁，而且非常、非常饿。你从家里带的普通沙拉就在你办公室的冰箱里，但不知何故，这些菜没引起你什么食欲。不要紧，点一份外卖当午餐吧，因为你真的需要一些碳水化合物和饱和脂肪，沙拉可以带回家当晚餐吃。漫长的一天后，你回到家，已经筋疲力尽。你辛苦工作了一整日，理应得到比沙拉更令人兴奋的食物，所以你打电话又点了一份外卖，把剩饭剩菜放在冰箱里当明天的午餐。听起来是不是很熟悉？你可能不知道，在你的大脑中（确切地说，是在下丘脑中），瘦素和胃促生长素刚刚大战了一场。当你疲倦的时候，胃促生长素往往会大获全胜。

瘦素和胃促生长素都是激素，它们共同控制着食欲和体内脂肪的调节。瘦素负责调节能量平衡，并在人吃饱的时候抑制饥饿感。它是"饱腹激素"。而胃促生长素是"饥饿激素"，它在胃里空空时向大脑发出饥饿信号，增加食欲。在健康人体内，这两种激素协调工作，确保食物摄取的均衡（瘦素有助于调节摄取的食物类型），以防人吃得过多或者挨饿。而疲劳的人体中，这种和谐会被打乱。研究发现，睡眠时间短与瘦素的减少和胃促生长素的增加有关。美国威斯康星州睡眠队列研究[1]发现，在1 000多名参与者中，每晚睡眠5小时或更少的人比每晚睡眠8小时的人瘦素水平低15%，而胃促生长素水平高15%。这无法用BMI、年龄或性别来

---

[1] 指选择一个尚未发生所研究疾病的人群，根据有无暴露于研究因素而将其分为暴露组（也可根据暴露程度再分组）和非暴露组，随访观察一段时间后，比较两组发病率或死亡率的差异，从而判断暴露因素与疾病的关系的研究方法。——编者注

解释，也不是潜在睡眠障碍的结果。

与睡眠不良时的血压变化类似，一两个晚上睡眠不良对瘦素和胃促生长素的影响是轻微的，通常无须担心，只要恢复正常睡眠，这种影响就会迅速消失。然而，这种变化与对未来心血管疾病风险的预测中所见的相似，这意味着，尽管在一两个晚上缺乏睡眠后，激素的变化可能很小，但长此以往可能会导致严重的健康后果。如果你只是每隔几个月会有几次晚上精疲力竭、吃饭依赖外卖的状况，那么仅此并不会导致长期的问题，但长期睡眠不足（每晚睡眠不足 5 小时）可能会导致你的激素平衡发生根本变化，引发更严重的身体问题，如体重增加。威斯康星州睡眠队列研究报告称，每晚睡眠时间少于 7.7 小时的人比每晚睡眠时间超过 7.7 小时的人 BMI 更高，但这也可能与长期的内分泌和新陈代谢紊乱，如糖尿病等有关。

II 型糖尿病是最常见的糖尿病，II 型糖尿病患者占所有糖尿病患者的 85% ～ 95%。它通常出现在 40 岁以上的人身上，但可以在更年轻时被发现，并且根据严重程度，通过健康的饮食和运动来调整，或者通过处方药和 / 或胰岛素来治疗。鉴于仅仅一两个晚上睡眠不良和食欲调节之间的联系，难怪有一些非常有力的证据表明睡眠不良与 II 型糖尿病也有联系。例如，在一项为期 15 年、针对自我报告的睡眠时间与 II 型糖尿病的发病率之间关系的研究中，研究人员发现，缺乏睡眠和过度睡眠的人在成年后患糖尿病的风险明显更高。该研究发现的 U 形关系与一些针对高血压和全因死亡率关系的研究所发现的 U 形关系相似，都将短睡眠归为每晚不足 6 小时，而将长睡眠归为每晚超过 8 小时。而且与高血压研究的结论一样，即使考虑到年龄、高血压、吸烟、自身健康状况、受教育程度等已知的与糖尿病相关的因素，这种风险仍然存在。目前，对睡眠不足和 II 型糖尿病之间关系提出的解释包括体重增加，以及瘦素与其他激素的影响，如夜间皮质醇水平会升高（皮质醇是一种应激激素，会随着睡眠量的减少而增加），从而导致胰岛素抵抗；有人还提出需要考虑腰围和睡眠障碍。但过度睡眠和糖尿病之间关系的生物学机制尚不清楚。

世界卫生组织下属的国际癌症研究机构在 2007 年

12月5日的一份新闻稿中指出，在对已发表的科学证据进行彻底审查和讨论后，由国际癌症研究机构专刊组召集的一个专家工作组得出结论，涉及昼夜节律紊乱的倒班工作可能会致癌。目前，世卫组织已将涉及睡眠中断的倒班工作归类为致癌工种。（第9章将更详细地讨论这一点，在此，我想要强调的是睡眠中断和癌症之间的联系。）世卫组织特别指出，并不是所有倒班工作都会致癌，而是特指"涉及昼夜节律紊乱的倒班工作"，可见倒班工作与癌症之间的关键联系是睡眠不良。然而，尽管夜班工作与多种癌症风险的增加有关，促使世卫组织发表了声明，但睡眠不良与非倒班工作人群中多种癌症之间的关系却相当不明确，而且大多数发现是相互矛盾或没有结论的。这一部分是由于癌症种类繁多，一部分是由于致癌因素以及健康和环境方面的影响因素众多。睡眠不良和某些类型的癌症之间有非常强的关系，但主要见于上了多年夜班的群体。

虽然普通感冒就个人层面的影响和健康风险而言并非严重问题，但据说它每年给美国造成的经济损失为250亿～400亿美元，超过哮喘、心力衰竭或肺气肿造成的影响。普通感冒对组织生活的影响是巨大的，而研究表明，睡眠不良和感染易感性之间存在联系，也就是说，睡眠模式不仅仅与长期的慢性疾病有关。

2009 年，美国的谢尔顿·科恩（Sheldon Cohen）及其同事进行了一项研究。他们以每人 800 美元作为报酬，招募到一批自愿接触普通感冒病毒的参与者。参与者进入实验室之前两周需要完成多份问卷，以便研究人员了解他们平时的睡眠习惯。这些问卷考查了参与者的睡眠时间、他们在床上的时间与睡眠时间的比例（睡眠效率[①]），以及他们总体上感觉自己休息得如何。在实验室"隔离"的第一天，参与者接受了临床检查，以确保他们没有任何已感染的迹象。然后，研究人员将含有高浓度普通感冒病毒的滴鼻剂滴入参与者的鼻腔，并要求他们在实验室隔离条件下再待 5 天，以确保不会感染其他来源的病毒。5 天后，研究人员发现，在先前问卷中报告睡眠效率低和睡眠持续时间短的个体更有可能患感

---

① 如果你以"（睡眠时间／在床上的时间）×100"来计算你的睡眠效率，那么，100% 的睡眠效率意味着你累到倒头就睡。理想的情况是，你需要 10～15 分钟才能入睡。换言之，低于 85% 表示睡眠效率低下。

冒。参与者患感冒的可能性有多大？报告称，每晚睡眠不足 7 小时的参与者比每晚睡眠 8 小时或更多的参与者感染概率高出近 3 倍。就睡眠效率而言，低于 92% 意味着患感冒的概率高出 5.5 倍，在 92% ～ 98% 之间（对一个睡 8 小时的人来说，这意味着要花 10 ～ 28 分钟才能入睡）也不容乐观，患感冒的概率要高出 3.9 倍。而且，即使将生理、性格和生活方式等方面的因素，如 BMI、种族、收入、教育、性别、寒冷季节、压力、社会地位、积极的情绪风格、外向性、宜人性、吸烟、饮酒、体育活动等都考虑在内，结果依然不变。

仅仅几晚睡眠时间或睡眠效率的微小变化，就可能导致与健康相关的变化，如血压升高、食欲调节失衡、感染易感性增大等。如果睡眠模式不变，长期睡眠不良，那就会导致高血压、新陈代谢改变和 II 型糖尿病。据说荷马曾言"即使对于睡觉，太多也是坏事"，而身体健康和睡眠之间关系的研究证据表明，荷马所言非虚。睡眠过少和过多不仅与严重疾病有关，还与全因死亡率有关。改善睡眠模式，刻不容缓。

- 一般而言，睡眠时间长（>8 小时）和睡眠时间短（<7 小时）都属于睡眠不良，会对身体造成损害。就睡眠时间过长而言，24 小时内睡眠超过 10 小时的人死亡风险最高。

- 睡眠不良在短期、中期、长期内都会导致高血压患病风险增加，而高血压会增加心脏病、中风、心力衰竭、外周动脉疾病、主动脉瘤、肾病、血管性痴呆等重病的风险。

- 睡眠时间短，与瘦素的减少和胃促生长素的增加有关。长期睡眠不足，会导致体内激素失衡。

  睡眠不良的人在成年后患糖尿病的风险明显更高。

- 涉及昼夜节律紊乱的倒班工作可能会致癌。

- 临床高血压、糖尿病与其他代谢紊乱以及某些癌症，都和睡眠不良有关。

- 睡眠不良会增加感染易感性，换言之，睡眠模式影响的并不仅仅是长期的慢性疾病。

连续 5 天，每晚睡眠少于 7 小时的参与者比每晚睡眠 8 小时或更多的个体患感冒的概率高出近 3 倍。睡眠效率低于 92% 的个体，患感冒的概率高出 5.5 倍，睡眠效率在 92% ～ 98% 之间的个体则高出 3.9 倍。

The Business of Sleep

第 5 章

睡眠是影响心理健康的
第一因素

How Sleeping Better
Can Transform our Career

- 睡眠对心理健康的影响有多大？
- 睡眠不良与消极情绪之间的关系如何？
- 睡眠问题对情绪的影响如何体现在职场上？
- 对情绪来说，睡眠的哪个方面是最关键的呢？

2007 年，美国前总统比尔·克林顿在接受电视节目《每日秀》（*Daily Show*）的采访时，就睡眠和情绪之间的关系在美国政治中的表现发表了自己的看法。他说："你不知道有多少众议院和参议院的共和党和民主党议员因为这种制度而长期睡眠不足。我知道这是一个不寻常的观点，但我相信睡眠剥夺与今天华盛顿的某些紧张情绪有很大关系。"

焦虑可能是一种会随着睡眠不足而加重的情绪，而往大了说，消极情绪是短期和长期睡眠问题造成的最常被提及的影响之一。2016 年，我与阿什里奇高管教育商学院的一位同事进行了一项调查，以探索睡眠不良对工作人群的认知、生理、社交和情绪的影响。超过 1 000

名参加工作的人完成了这项调查。在列出的 68 种行为中，最常被报告的影响是"感到更烦躁"，84% 的参与者表示该词贴切地反映了他们睡眠不良时的情况；75%的人表示"感到压力更大"；69% 的人表示"想独处"；62% 的人表示"对自己的未来不那么乐观"；近 50% 的人表示"不太在意自己对他人的影响"。

尽管睡眠不良经常被报告为消极情绪产生的原因，研究也提供了相关的证据，但睡眠不良和情绪不好，到底哪一个在先呢？研究表明，这种关系是双向的。也就是说，睡眠影响情绪，情绪也会影响随后的睡眠。然而，在一项可信的研究中，研究人员评估了参与者入睡前和第二天的情绪，并与其第一天夜间获得的睡眠量进行了比较。结果发现，前一晚的睡眠对第二天情绪的影响远远大于情绪对随后睡眠的影响。进一步讲，睡眠不良对情绪的影响是巨大的。一篇关于睡眠与认知能力、运动技能、情绪之间关系的文献综述发现，尽管后三者都受到睡眠剥夺的影响，但睡眠不良对心境和情绪的影响远远超出对其他因素的影响。

在一系列涉及睡眠剥夺的研究中，研究人员发现睡眠不足对心境和情绪①的影响是显著的。人们的情绪对睡眠不良非常敏感。无论是对长期睡眠不良的人还是对一晚睡眠不足的人的研究，都清楚地表明睡眠对情绪的影响。也有研究表明睡眠不足持续一周对情绪的影响——随着"睡眠债"的连续积累，睡眠不足的负面影响会变得越来越严重。这类研究并不需要实验室条件来证明睡眠不良的这种影响。仅仅几周忙碌的工作，就会影响一个人的睡眠时间或醒来次数，进而显著地改变其随后的情绪。美国佛罗里达大学的布伦特·斯科特（Brent Scott）和蒂莫西·贾奇（Timothy Judge）就让一家全国性保险公司的员工参加了一项为期三周的研究。在15天的工作日里，参与者每天都要完成一项调查，问题集中在三个方面。第一，参与者会被问到前一天晚上的睡眠情况，特别是他们在入睡、持续睡眠、晚上醒来这三个方面的情况。第二，参与者要完成一份问卷，该问卷主要调查被认为对组织互动和职业成功特别重要的四种情绪——敌意、疲劳、愉悦和专注。第

---

① 情绪与特定原因有关，而且通常是短暂的。而心境则更宽泛，持续时间也更长，一般分为积极或消极两类。

三，参与者还会被问及当前的工作满意度。斯科特和贾奇发现，前一天晚上睡眠不足会导致第二天工作时消极情绪（敌意[①]和疲劳）的出现，以及积极情绪（愉悦和专注）的减弱。他们还发现，睡眠不良与工作满意度降低有关，并将其归因于工作中消极情绪的增加和积极情绪的减弱。

这项研究突显了睡眠和情绪对组织成功而言的一些关键意义。首先，它不需要任何实验来操纵参与者的睡眠以影响其心境。不管是在实验室、自己的床上，还是在工作环境中，睡眠不良的人都会比睡眠良好的人在情绪方面受到更大的负面影响。其次，睡眠不良不仅与消极心境或情绪的加重有关，还与积极情绪的减弱有关，这是双重打击。最后，心境 / 情绪和睡眠之间的关系不仅关乎个人次日的工作表现，还可以用来解释个人工作满意度的变化。睡眠不良和情绪之间的关系会"泄漏"，或者说涌进其他个人和组织领域。工作满意度就是一个例子，因为心境和情绪不仅是人们工作中每一次互动、

---

① 我和英国中央兰开夏大学的一位同事对一个青少年罪犯管理机构的在押人员进行了一项研究，结果也发现，敌意是一种会被睡眠不良严重影响的负面情绪。

每一项任务的核心，也是其幸福的核心。一项针对"好睡眠者"（每晚睡眠时间超过 6 小时的人）和"坏睡眠者"（每晚睡眠时间不足 6 小时的人）的研究发现，坏睡眠者不仅在看待世界时明显更负面，如更易看到负面事件、预期负面结果和失败，对反馈反应较差，以及对负面情绪敏感，而且他们更抑郁、更焦虑、更有压力，主观幸福感也更低。即使将年龄、性别、家庭收入、就业状况、健康等个体因素排除在外，幸福感仍然与一些睡眠问题相关。进一步讲，诺贝尔奖得主丹尼尔·卡尼曼[①]发现，良好的睡眠不仅是塑造幸福感的关键因素，而且是生活满意度的一大预测因素。

有关睡眠不良对心境和情绪的影响的研究多如牛毛，有些研究关注的是自我报告的睡眠不良，有些研究则关注的是睡眠减少（一夜睡眠不良），还有些研究针对的是睡眠碎片化（夜里醒来）。虽然它们都证明了睡

---

① 身为"行为经济学之父"，丹尼尔·卡尼曼长期专注于决策研究。就在去年，卡尼曼通过其最新力作《噪声》，同大众分享了他的又一重大颠覆性发现。书中，卡尼曼指出哪里有判断，哪里就有影响决策的"噪声"，并提供了两大公式与六大原则帮助读者认识噪声、减弱噪声。该书中文简体字版已由湛庐策划，浙江教育出版社 2021 年出版。——编者注

眠不良与心境/情绪之间的关系,但对心境/情绪来说,睡眠的哪个方面是最关键的呢?是睡眠时间吗?如果晚上醒了几次,但总计睡了8小时,情绪还会受到影响吗?研究表明,睡眠质量至少与睡眠时间同等重要:一个晚上8个小时的睡眠期间被吵醒4次(每次10分钟)所造成的心境影响,与睡眠时间被限制在4个小时的影响同等。对大多数人来说,每晚只睡4个小时并非常态,但晚上醒来几次(因为小孩、宠物、吵闹的邻居或尿意等)却可能比较常见,而这项研究发现,仅仅一晚睡眠质量不好就会对情绪产生影响!值得注意的是,如果睡眠中断持续的时间稍长一些(3个晚上),且更严重一些(8小时内每隔1个小时醒来20分钟——想想生病的孩子或者非常吵闹的邻居),那么虽然睡眠质量差和时间短会以类似的方式加重消极情绪,但断断续续的睡眠对积极情绪的影响要比总时间相同的持续睡眠的影响更显著。因此,良好的睡眠质量与适当的睡眠时间对于减少消极情绪同样重要,而对于增加积极情绪,睡眠质量比睡眠时间更重要。我们需要关注深度,而不仅仅是广度。

想象一下你将要做一场演讲。你并不喜欢这种活动，为此，你做了很多准备。你熟悉要演讲的主题，而观众应该都很友好。你穿上最好的正装，拿起笔记本，走上讲台。你张开嘴，什么也没有说。深呼吸，往台下看……重新开始，还是什么都说不出来。你不仅忘记了演讲的内容，而且忘记了自己的名字，甚至忘记了自己为什么在那里。你的脑子一片空白……如果这一切发生了，但愿它只持续几秒钟，然后你的大脑就恢复运转，最终演讲顺利结束。这对你来说可能是终生难忘的事，但观众可能都没有注意到。在那几秒钟里，你经历了一次"杏仁核劫持"（察觉威胁后瞬间做出的过于情绪化的强烈反应）。这听起来很戏剧化，但很容易理解。杏仁核是一个由相互连接的小杏仁形细胞组成的细胞群，位于脑干的正上方。它的作用是处理情绪，特别是与人类生存有关的情绪，如愤怒、快乐，以及恐惧（回想一下刚才的演讲）。当杏仁核判定存在致命的危险时，它就会凌驾于理智的、更高级别的前额叶之上，使去甲肾上腺素和皮质醇等应激激素散布全身，让身体为战斗、逃跑或僵住做好准备。虽然一场演讲并不决定生与死，但它可能让你感受到了相当于致命威胁的危险，于是，杏仁核劫持了你理智的前额叶。

为什么杏仁核在关于睡眠和情绪的章节中很重要？在一项研究中，当参与者在观看能引起强烈情绪的图像时，研究人员使用 fMRI 技术对其大脑进行了扫描。结果显示，相比于夜间睡眠正常的人，睡眠被剥夺者的杏仁核活动更多，前额叶活动更少。此外，对睡眠被剥夺者来说，前额叶和杏仁核共同作用以有效调节情绪的过程几乎完全缺失。进一步讲，非常疲倦的参与者正在经历杏仁核劫持，由于缺乏来自前额叶的"监督"，他们无法有效地处理情绪。此外，前额叶不仅对监督自身情绪很重要，也是同理心强弱的关键。因此睡眠不良还会削弱你读懂他人情绪和对他人表示同情的能力。

试举一件工作中不受情绪影响的事情，你可以直接排除所有涉及与他人互动的事情，只从可以独立完成的事情中找。写电子邮件、写演示文稿、做预算编制、做电子表格、阅卷、进行战略思考……任何需要认知努力的东西都得排除，因为决策力、领导力和创造力是受情绪和 / 或心境影响的组织技能的一部分。所剩无几了，是吧？当然了，消极情绪不仅影响你自己的表现，而且会传染。你有没有过因为知道要和某个人见面而感到恐惧的经历？并不是因为这个人不讨喜，或者你不喜欢他，也不是因为他的工作能力差，而是因为你知道，无论你见他之前有多么快乐或积极，在与他相处的几分钟内，你将耗尽每一点正能量。这个人有能力吸取房间里的所有积极能量，就像《哈利·波特》里的摄魂怪或者《小熊维尼》里的灰色小毛驴屹耳一样。相应地，你的合作伙伴中，也有人具有相反的能力。即使你今天过得很糟，只要和他们一起喝杯咖啡，就能让你精神振奋。他们是《小熊维尼》中的跳跳虎，总是开心地蹦来蹦去。这种情绪的传递通常是在无意识中发生的，它起于模仿面部表情和动作等非言语行为，最终一个人会感受到另一个人的情绪状态，这就是情绪感染。

积极的心境和情绪是组织成功的核心。最近对一系列研究的总结分析发现，个体的积极心境和情绪往往与以下因素有关：

- 高超的谈判能力

- 部门经理或主管给出的好评
- 工作中的自发努力
- 较高的收入

在销售领域，对客户的积极情绪可以预测销售业绩，一般与以下方面有关：

- 决策过程中仔细、系统和彻底的处理
- 更精准的决策
- 更高的创造力
- 更少缺勤和更弱的离职意向
- 更有效的冲突解决方案（更有可能以"双赢"解决冲突）

更积极的情绪与丰富的组织成果显著相关，无论是通过个人的表现，还是通过团队和工作环境中的情绪感染发挥作用。如果睡眠对情绪的影响至关重要，那么获得适当的睡眠时间和良好的睡眠质量理应成为个人和组织的头等大事。

接下来的每一章都会包含特定主题的助眠锦囊，以助你具体问题具体分析，有效改善睡眠。在此之前，让我们来通过下面这个小锦囊，先认识一些基本的睡眠卫生知识吧。

助眠锦囊 1——————————————————○

☐ **养成有规律的就寝习惯**

有规律的作息能帮助身体建立一个一致的睡眠模式，并有助于改善睡眠的时间和质量。像对待小孩子一样对待自己——有规律地作息，试着在平日和周末的同一时间上床睡觉、同一时间起床（误差不超过 20 分钟）。

☐ **卧室只供睡觉和夫妻生活之用**

无论从生理上还是心理上，身体都应认识到卧室是睡觉的空间，这一点很重要。任何与清醒有关的信号，如工作、看电视或使用科技产品，都有碍放松。

☐ **尽量不要"狂睡"**

每天晚上都得到充足、良好的睡眠是很重要的。"狂睡"——减少平日的睡眠量然后周末补觉，并不总是有效，甚至有可能适得其反。周末补的觉往往是长时间的浅睡眠，而不同于平日可能错过的关键的深度睡眠——SWS。此外，周末睡懒觉可能会降低你第二天晚上的睡眠动力，使第二天的睡眠问题复杂化，并有可能形成恶性循环。

☐ **控制卧室的光照程度**

睡眠周期很大程度上是由光线的明暗决定的，所以清晨卧室的光线过亮会让你的身体进入浅睡眠和清醒的状态。可以考虑使用遮光窗帘或眼罩，但也务必确保有一台好闹钟！

☐ **避免在睡前打盹儿**

打盹儿可能有非常好的休息效果，但是睡前打盹儿会降低睡眠动力，导致你打算睡觉时并不累，因此很难入睡。结果就是你当晚的睡眠量

减少，第二天午睡的需求则可能增加。只要你
不上夜班，就尽量不要在下午 5 点以后打盹儿。

☐ **避免在睡前吃重口味的食物**

重口味和 / 或辛辣的食物可能需要一段时间才
能消化，所以可能成为你试图放松和入睡时身
体的负担。就算要吃，建议至少与睡觉留出
2 ～ 3 小时的间隔。

- 情绪对睡眠非常敏感。尽管认知能力、运动技能、情绪都受到睡眠剥夺的影响，但睡眠不良对心境和情绪的影响远远超出对其他因素的影响。

- 睡眠与情绪的关系是双向的，但睡眠对情绪的影响远远大于情绪对睡眠的影响。

- 睡眠不良不仅与消极心境或情绪的加重有关，还与积极情绪的减弱有关，这是双重打击。而且，睡眠不良还与工作满意度降低有关。

- 睡眠不良的个体不仅在看待世界时明显更负面，如倾向于看到负面事件、预期负面结果和失败，对反馈的反应较差，以及对负面情绪敏感，而且他们更抑郁、更焦虑、更有压力，主观幸福感也更低。

- 良好的睡眠质量与适当的睡眠时间对于减少消极情绪同样重要，而对于增加积极情绪，睡眠质量比睡眠时间更重要。

- 相比于夜间睡眠正常的人，睡眠不足的人杏仁核活动更活跃，前额叶的活动更少。
前额叶不仅对个体监督自身情绪很重要，也是同理心强弱的关键。因此，睡眠不良会削弱你读懂他人情绪和对他人表示同情的能力。

- 消极情绪不仅影响个体自身的表现，还会通过情绪感染，影响整个组织。而积极的心境和情绪是组织成功的核心。

The Business of Sleep

第 6 章

掌控环境，掌控睡眠

How Sleeping Better
Can Transform our Career

别让科技毁了更宝贵的睡眠

1879 年，托马斯·爱迪生发明了第一个商用灯泡。20 年后，这种灯泡遍布美国各地的工厂，使制造业可以 24 小时不间断运转，倒班工作由此诞生。爱迪生不仅使人们能在白天以外保持清醒，还通过留声机、摄影机等一系列发明使人们在晚上本该睡觉的时间仍可娱乐消遣。

尽管将 21 世纪的睡眠剥夺归咎于 19 世纪的一系列发明并不公平，但灯泡的普及带来的经济转型无疑是关键的一步。人造光不仅使人们在工作和社交活动方面比以往更加自由，从而削减了可用于睡眠的时间，而且影响了人们的昼夜节律，从而改变了睡眠模式。这种对睡眠的双重干扰并不影响爱迪生，据称他每晚只睡四五个小时，而且希望他的员工也和他一样。在1889年《科学美国人》杂志（*Scientific American*）的一次采访中，爱迪生声称他的员工会在角落里打盹儿，所以他另雇了人监视他们，以防睡着。《危险的困倦》（*Dangerous Sleepiness*）一书的作者艾伦·德里克森（Alan Derickson）认为，没有人比爱迪生更愿意把成功描述成一个简单的选择——要么工作且富有成效，要么休息而一事无成。

光强照度以勒克斯（lux）为单位，1勒克斯相当于约3米外的蜡烛发出的光，或距离蜡烛1米的表面的照度。鉴于这两个定义较为抽象，我们还是把它放到具体的语境中看看吧。月光的照度大约为1勒克斯，而太阳光的照度则在32 000～100 000勒克斯之间变化。就人工照明而言，标准的100瓦家用灯泡的照度是190勒克斯，标准办公楼的照度可能在300～400勒克斯之间，需要做精细活的仓库或工厂的照度可达到500勒克斯。了解这些标准是很重要的，因为一个人只要处于180勒克斯的光线下，昼夜节律就会被重置。

正如我在本书其他章节所述，光是人类生物钟最重要的外部授时因子之一。内源性（内部）昼夜节律会同步一系列生理和生化过程，如睡眠－觉醒周期和褪黑素的分泌，并且通过与外部授时因子（如光照）校准，维持 24 小时的周期，而不是 24.5 小时的自由运转周期。为了保证睡眠的质量和时长，睡眠的时间应该与生物钟的时间保持一致，利用自然光有助于确保这一点。暴露在非自然光（人造光）下，尤其是在傍晚和夜晚早些时候，即使照度很低（180 勒克斯），也会抑制使个体产生睡意的天然化学物质褪黑素的释放，并将体内生物钟调整到较晚的时间，导致个体晚上很难入睡。

美国国家睡眠基金会 2011 年的美国睡眠调查报告是一项专门针对科技产品使用情况和睡眠的有力调查。该报告显示，13 ~ 64 岁的美国人中有 90% 在睡前至少使用一个小时的科技产品。在床上使用科技产品不仅会影响褪黑素的分泌，还会抑制昼夜节律。而且，在傍晚和夜间使用科技产品——无论是电视、智能手机、平板电脑还是电子阅读器，都会提高人们的警觉度。之后的第 7 章将讲到，"忙碌"的头脑往往使人们难以入睡，而回复电子邮件、玩线上游戏、上网等活动，会在生理和心理都应该放松的时候提高人们的认知唤醒水平。相关研究发现，越是频繁地接触如智能手机、电脑等科技产品，入睡的难度就越大，睡眠质量也越差。除了使用科技产品引发的认知投入，在傍晚和夜间暴露于光线下，也会大大提高警觉度。研究表明，即使每晚暴露于明亮的屏幕下仅 1.5 小时，只要持续 5 天，昼夜节律就会延迟 1.5 小时。而且暴露于明亮的屏幕下后，参与者在心理表现的测验中表现得更好，这表明其警觉度提高了。这一点得到了对参与者脑电波活动测量的印证。需特别强调的一点是：每晚只使用 1.5 小时的明亮屏幕，就会导致昼夜节律延迟 1.5 小时以及警觉度的提高，从而导致入睡所需时间的增加。对正在努力睡上至少 7 个小时的人来说，入睡延迟至少 1.5 小时的后果是非常严重的——睡前使用 1.5 小时的科技产品后，本来预计的 7 小时睡眠时间可能减到只有 5.5 个小时。

就成年个体在睡前几小时使用科技产品与其随后睡

眠时间和质量之间的关系而言，大多数研究一致发现了以下两种模式，且当研究对象使用更"活跃"的科技产品时，情况尤为凸出。一是在床上用电脑看电视／电影以及使用手机，都与失眠症状的严重程度有关。二是睡前大量使用电子媒体与自感睡眠不足程度的增加和"清晨型"程度的降低有关，清晨型程度是一个检测早晨警觉度的指标。夜间使用科技产品对次日的影响警示了我们，睡眠不足会影响工作表现，如夜间使用智能手机会降低次日的工作投入度，因为睡眠不足会导致精力不足。

主动使用科技产品产生的影响可能最大，但操作相对被动、照度相对较弱（如与办公环境相比）的媒体，如电子阅读器，也会影响人们的睡眠。由安妮－玛莉·张（Anne-Marie Chang）领导的哈佛大学研究小组比较了阅读"发光"的电子书与阅读纸质书对睡眠会产生何种影响，指标包括对褪黑素的抑制程度、夜间和早晨主观与客观的困倦程度，以及完整的多导睡眠图记录。电子书发出的光波长较短，峰值为 452 纳米，在蓝光范围内，而体内生物钟对短波长的蓝光特别敏感。

安妮－玛莉·张及其同事发现，与在反射光条件下阅读纸质书籍相比，阅读电子书会减少主观困倦感，抑制通常在深夜升高的褪黑素水平，延长入睡所需时间，延缓体内生物钟，并降低晨间的警觉度。要劝大家重拾纸质书，下述研究结论就是最好的理由：在傍晚和夜间阅读电子书会延缓睡意，削弱睡眠的生理辅助，使个体更难入睡，从而降低其次日的警觉度。

助眠锦囊 2

□ **让科技产品远离卧室**

想想在傍晚或夜间使用科技产品对入睡所需时间和可用睡眠时间产生的负面影响：

（1）褪黑素分泌的减少和昼夜节律的延迟会造成生理上的睡意延迟。

（2）应有的睡眠时间被媒体使用时间占据。

（3）在卧室使用科技产品可能造成身体不适，如肌肉疼痛、头痛。

（4）由于媒体使用和工作相关，导致卧室的催眠效果减弱。

（5）与"主动型"科技产品相关的认知唤醒。

尽量在睡前 1.5 ~ 2 小时不要使用任何科技产品。

☐ **减少光照量**

如果睡前无法杜绝使用媒体，那么：

尽量看纸质书，而不是电子阅读器；

试着在电脑和智能手机上使用带有护眼功能的应用程序或系统，以减少蓝光的发射量。

☐ **减少认知投入**

试着在睡前看刺激性小的书或者电视节目（阅读鸡仔文学作品和观看肥皂剧的好借口），从而减少认知投入。

巧控室温体温，自然保障睡眠

人类是恒温动物。也就是说，我们能够非常有效地调节自身的体温，使体核温度保持在36℃～38℃这一小范围内。如果温度降至35℃以下，我们就会进入亚低温状态；如果温度降至32℃以下，我们就会昏昏欲睡、无法动弹、陷入昏迷，不加以治疗甚至会死亡。

可以说，困倦作为体温过低的一种症状，是一种进化的失败，因为躺下睡觉是体温过低的人最不应该做的事。然而，温度与困倦之间的关系万分密切，只要低于正常体核温度约1℃，人就会感到疲倦。体核温度和困倦之间的关系以及人体对体核温度变化的敏感性令睡眠科学家注意到，个人的热环境是睡眠的关键决定因素。

为什么英国维多利亚时代的人睡觉还要戴帽子？为什么奶奶会给我们买圣诞袜？为什么卧室里会有一个很大的温度调节产品，如电热毯和冷凝胶床垫？早在古希腊时期，希波克拉底就注意到，他的患者在睡觉时和醒来时的体温不同，由此推测睡觉时身体摸起来之所以是凉的，是因为血液流动不经过皮肤。直到20世纪70年代，才有研究人员开始系统地研究体核温度的这种节律背后的原因。

当我们休息时，或者至少当我们没有像疯了似的一次做100件事情的时候，我们的体温主要是由内部器官，特别是大脑和腹部区域的器官，如肝脏、肾脏、心脏的新陈代谢活动产生的。进一步讲，我们70%的静息代谢率是由这些器官产生的，但它们只占我们体重的10%左右。为了调节温度（维持36℃～38℃的稳态），这些器官需要将其产生的热量从体核转移出去。我们的大部分皮肤都太平滑，不能有效地传递热量，但我们的四肢末端，如手指和脚趾，却非常便于散热。这些区域被称为远端区域，除四肢末端以外还包括鼻子、嘴唇和耳朵。它们是圆形的，而圆形是传递热量的理想轮廓。所以，身体核心产生的大部分热量会通过血液传递到远端区域，而血流由心血管系统调节。远端区域对散热至关重要，因为它们本身就有一个特殊的体温调节系统——动静脉吻合。通过这些动静脉吻合的血流要比通过毛细血管的血流快一万倍（毛细血管会调节我们表皮其余部分，即额头、腹部、大腿和锁骨下等近端区域的温度）。鉴于它们散热的速度和效率，可见它们对保护身体核心举足轻重。

综上所述，温度调节系统看似非常复杂，却非常有效，而且在正常情况下，体核温度倾向于维持在37℃左右，由手和脚负责将热量快速地从内部器官传递出去，以保持稳态。可如果这种稳定状态是全天性的，为什么希波克拉底会说，他的患者睡觉时和醒来时的体温不同呢？重点就在于"37℃左右"中的"左右"一词。和睡眠－觉醒周期一样，体核温度也有一个内源性的 24 小时节律：下午晚些时候体核温度会上升到最高，后半夜体核温度则会降到最低。相比之下，远端区域显示出相反的模式：当体核温度最低时，手和脚最热。这种相反的模式被认为是由于手和脚的动静脉吻合会调节来自体核的热量，因此当体核最冷的时候，它们会处于最热的状态；当不需要分散热量的时候（体核最热的时候 [1]），它们会处于最冷的状态。

虽然体核温度的变化很小，但它们与睡眠－觉醒周期有着重要的关系。由前面提过的困倦和体温过低之间的关系可知，睡眠通常发生在我们体核温度下降最快的时候，而清醒与体核温度上升相关。体核温度通常在凌晨 4 ～ 6 点降至最低，这是我们最困的时候。睡眠通常发生在这个最低点之前的 5 ～ 6 小时，这段时间体核温度急剧下降；降至最低值后 1 ～ 3 小时，体核温度开始上升，睡眠很有可能随之结束。

在睡眠研究领域，睡眠和体温调节的关系最初引发了一场"鸡生蛋还是蛋生鸡"的争论——是睡眠的开始导致或引起了体核温度的下降，还是体核温度的下降引发了睡眠？这个问题既有学术意义，也有实际意义，这在研究改善睡眠质量和睡眠时间的方法时尤为突出。如果体核温度的下降会导致困倦，那么控制温度（体核温

---

[1] 身体近端区域与体核的温度变化模式相似，这是因为身体近端区域缺乏动静脉吻合，只能靠低效的毛细血管血流来调节温度。

度、远端温度甚至卧室的温度）可能是解决睡眠不良的完美方案。

近年来，研究人员发现，是体温变化导致了困倦和清醒，而不是困倦和清醒导致了体温变化。其中有一点非常重要：体核温度的下降并不是关键；是远端皮肤区域的"扩张"导致了困倦，体核温度的下降只是结果。瑞士巴塞尔时间生物学中心的库尔特·克洛泽（Kurt Krauchi）及其同事的三项睡眠研究完美地证明了这一点。在第一项研究中，参与者从站姿变换到卧姿；在第二项研究中，参与者完成了从坐到站的测试；在第三项研究中，参与者都要食入冰块。在三项实验中，研究者测量了参与者的体核温度和远端温度。第一项研究发现，当参与者从站姿变换到卧姿时，体核温度下降，脚部皮肤温度则随着困倦而升高。这也是我们可以根据亲身经历预期的。第二项研究中，参与者从坐姿变换到站姿，结果与第一项研究相反：远端温度降低，体核温度升高，并且没有出现困倦的迹象。到此为止都很好，毕竟我们躺下的时候想睡着，站起来的时候想醒着。接下来的第三项研究让克洛泽及其研究伙伴区分出了体核和远端区域的作用。当参与者摄入冰块时，体核温度和远端温度均下降得非常快，但这不仅没有导致困倦，反而让参与者感觉更清醒了。在这项研究中，参与者在体核温度下降时却表示自己高度警觉。这只可能是因为他们手和脚（远端区域）的温度也在下降，而不像第一项研究中那样在上升。在三项实验中，困倦只出现在远端温度升高时，无论同一时间内体核温度是否在降低。

睡眠剥夺研究中，当参与者被阻止睡觉，但处于一个维持体核温度恒定的环境中时，他们仍然出现困倦水平升高的反应。因此可知体温调节不是困倦的唯一成因，而是要因之一。如果我们回到球（C过程）和传送带（S过程）的类比，体温调节似乎对C过程（可能调节褪黑素的分泌）至关重要，但独立于我们的睡眠动力（S过程）。睡眠动力与我们清醒的时间成正比，而不受其他生理因素，如温度的影响。

从睡眠解决方案的角度来看，远端温度对C过程至关重要是个好消息：身体的远端区域很容易触及，不像内脏，而且它们能帮助我们快速调节热量，所以这一切都是为了——穿上睡袜！

☐ **提高远端体温**

在克洛泽的第一项实验中，卧姿降低了体核温度并提高了远端温度，这可能是因为放松会导致外周血流量增加，从而提高手脚的温度。值得关注的是，我们为入睡而做的一些放松活动，如温水浴、热饮、性活动，也会导致血管舒张，并提高远端区域的温度。同理，通过穿睡袜来暖脚，也被证明可以减少入睡时间。

你可以试着在睡前做一些放松活动，比如洗个温水澡、穿上睡袜，以提高手脚的温度。任何可能提高体核温度的活动，如蒸桑拿，都应该在睡前 1.5 ~ 2 小时进行；像穿睡袜这样选择性提高远端区域温度的活动，可以在上床之前或上床的时候进行。

☐ 活用加热毯

研究表明，使用加热毯会扰乱睡眠。这大概是
因为毯子会整夜加热，导致体核温度升高。

试着在电热毯上加个定时器，这样既可以加热
手脚，又不会因为持续加热而影响体核温度。
第一次可以设定为 30 分钟，之后随情况调整。
如果你有清晨失眠的情况，试试将电热毯设定
为在清晨低挡开启。

☐ 调节卧室室温

卧室内的室温、湿度水平以及床罩与睡眠者之
间的温度（床上气候）之间的关系，也对睡眠
质量和睡眠时间起着至关重要的作用。床上气
候在 32℃～34℃之间，湿度在 40%～60%
之间，可以让人获得良好充足的睡眠。

卧室的室温过高（如由于暖气或住在没有空调
但气候炎热的区域），往往会导致睡眠期间觉
醒增多和深度睡眠减少，特别是在前半夜。即
使连续 5 天不分昼夜地暴露在高温下，也无法
改善这些睡眠问题。湿热会进一步加剧这种影

响，导致前半夜的清醒度增加和慢波睡眠减少，以及后半夜的清醒度继续增加。

这种情况下，应尽量降低卧室室温，方法是关掉散热器和 / 或使用空调。如果你因为长期使用空调的潜在负面影响（如电费增高）而希望短期使用空调，可以只在前半夜打开空调，因为 SWS 通常会在这段时间受到影响。

☐ **保持适宜的床上气候**

注意，如果卧室室温太低，睡眠也会受影响，特别容易导致后半夜 REM 睡眠减少。但如果床上气候适宜，寒冷的室温并不影响睡眠。研究发现，只要床上气候保持在 32℃～ 34℃，卧室的室温即使在 3℃～ 33℃之间，也不会改变睡眠质量或睡眠时间。

无论如何，尽量保持 32℃～ 34℃的床上气候。如果你习惯凉爽的卧室室温，请特别留意此条建议。

想要熟睡整夜，当心这些声音

2014 年的一项研究发现，美国每年有多达 1.04 亿人生活在超过 70 分贝的噪声中，并因此面临患心血管疾病和听力受损的风险。如果将这一数字外推到全世界，全球大约 1/3 的人口可能面临与噪声有关的健康问题。仅在英国，就有大约 10% 的人生活在白天噪声水平超过 65 分贝的地区，67% 的人生活在夜间噪声水平超过 45 分贝的地区。

表 6-1 展示了一些日常声音的分贝大小：

表 6-1　声音分贝值参考

声音	分贝级别
呼吸	10
沙沙作响的树叶	20
图书馆	40
鸟叫声	44
安静的郊区	50
30 米外的空调机，或背景音乐	60
真空吸尘器	70
食物搅拌机或洗碗机	80

续表

声音	分贝级别
动力割草机	90
千斤顶锤	100
现场摇滚乐	110（人类平均忍受噪声的最高值）
链锯	120
从航空母舰起飞的军用喷气式飞机	130
喷气式飞机在 25 米处起飞	150（耳膜破裂）

　　由于短时间接触噪声会导致血压和心率升高，长时间接触噪声会增加血压升高和心脏病发作的风险。虽然噪声与心脏相关疾病之间的确切关系还不清楚，但这一关系中很可能存在睡眠不良的因素。环境噪声对睡眠模式的影响可能无法解释所有与心脏病相关的影响，但睡眠与噪声的关系非常重要。世卫组织在 2011 年就发表声明，称在西欧国家，睡眠干扰是环境噪声导致的最严重后果。即使仅就我们每天最容易遭受的环境噪声——道路交通噪声而言，世卫组织也估计，有 30% 的欧盟公民暴露在高于可接受水平的道路交通噪声下，并且约有 10% 的人报告说，傍晚和夜间的道路交通噪声对他们造成了严重干扰。

声音和噪声有区别吗？如果有，是什么区别？为什么这种区别很重要？毫无疑问，如果我身处 100 分贝的环境下，无论称它为声音还是噪声，它都会影响我的睡眠模式，进而影响我的健康和福祉。所以叫什么重要吗？声音和噪声之间的区别对某些人来说可能只是语义上的，但在谈论对睡眠的影响时，这些定义就很重要了。声音是由任何机械运动在空气中引发的运动波所产生的，虽然每个机械运动都会产生声音，但人类的听觉系统只能听到特定范围①的声音。噪声是一种声音，但并不是每一种声音都是噪声。因为噪声通常被定义为不需要的声音或声响，是一种令人生厌或烦恼的声音。也就是说，声音可以对人产生生理上的影响，你可能因为声音而产生心跳或血压的变化，即使这些声音并非令人不快或讨厌的。但噪声还会对人产生心理影响，因为它被认为是"烦人的"。值得注意的是，研究人员发现，无论个体是否被干扰或觉得烦，夜间交通噪声都会对客观测量的睡眠质量造成负面影响。而当由参与者自己评估睡眠质量时，这一影响取决于他们是否被噪声干扰。这

---

① 20 ~ 20 000 赫兹。

一点值得重申，因为在考虑如何改善睡眠质量和睡眠时间时，这种差异十分重要。即使人们觉得交通噪声一点也不烦人，但这些噪声仍然会扰乱他们的睡眠质量（通过睡眠时的动作来做客观衡量）。而当参与者觉得交通噪声烦人时，他们的客观睡眠质量并不一定受到干扰，只是他们主观感觉自己睡眠质量较差。换言之，即使我们觉得环境声音不构成干扰，它也可能对我们的睡眠质量有害，而当我们觉得环境中的噪声很烦人，肯定影响了我们的睡眠时，事实可能并非如此！ [①]

　　正如本节开头所述，睡眠和声音之间的关系是复杂的。声音对睡眠的影响不仅取决于个人是否将声音定义为多余的（因此将其归类为噪声），还取决于如噪声的类型（如连续、间歇等）、强度、频率和间隔（如规律性和持续时间）等因素。然而，有一些基本的发现凸显了环境噪声在干扰睡眠时间、睡眠阶段和睡眠整体质量方面的严重作用。

---

① 主观和客观的睡眠影响差异也体现在交通噪声的类别上。研究人员发现，道路交通噪声对客观测量的睡眠质量和睡眠时间的影响最大，但据参与者报告，火车或飞机发出的噪声最令人不安。

研究表明，45 分贝（如嘈杂的鸟叫声）及高于 45 分贝的噪声会使入睡所需时间增加 20 分钟，从而缩短睡眠时间。同样分贝的噪声也会使人在清晨被吵醒（此时睡眠较轻，更容易受到干扰），且更难再次入睡（此时的睡眠动力比入睡时要小得多）。进一步讲，虽然一只吵闹的鸟可能会在清晨叫醒一个人，但声音的意义也很重要。轻声呼唤一个人的名字比更响亮但相对无意义的大声刺激更有可能唤醒他。人体这一惊人的适应性能力不仅使得对生存更重要的声音更容易干扰我们的睡眠，也对探寻提高睡眠质量和时间的方法意义非凡。当人们考虑使用耳塞以降低卧室的环境噪声时，常常会因为担心听不到婴儿、生病孩子的哭闹声或窃贼入室的声音等而作罢。上述研究表明，如果声音有意义，那么就算戴着耳塞，你也有可能醒来。当然，为什么你的伴侣不会因为婴儿或生病孩子的哭闹而醒来，那就完全是另一个课题了。

综上所述，夜间噪声不仅会对入睡和维持睡眠造成障碍，从而影响睡眠时间，还会减少深度睡眠和 REM 睡眠，从而影响睡眠质量。这些影响甚至会导致次日的应激激素增加与认知能力下降。

助眠锦囊 4

☐ **耳塞**

世卫组织建议，卧室和夜间的最大噪声不应超过 45 分贝，整个夜间的平均噪声不应超过 30 分贝。考虑到即使你自己不觉得卧室的环境声音烦人，它们也可能对你的睡眠和心血管功能产生生理影响，请尽量减弱卧室里的声音。

试试耳塞。即使觉得不舒服，也请坚持使用。有不同类型的耳塞可供选择，包括海绵耳塞和蜡制耳塞，它们质地柔软，容易塞入耳道。多尝试几种，看看哪种效果最好。

☐ **关闭窗户**

研究发现，晚上开窗睡觉的人患高血压的风险更高，而安装了隔音装置或卧室不对着主干道的人患高血压的风险较低。

如果你觉得外部环境太吵，试试关上卧室的窗。

但务必注意，关窗可能会增加卧室的热量和湿度水平，不然你可能解决了一个问题，却引发了新的问题。

☐ **入睡前关掉收音机和电视**

日本的研究人员发现，当参与者受到"有意义的"噪声（如谈话或卡拉 OK）的影响时，他们报告说比处于同等分贝的空调或道路交通噪声下更难入睡。

如果你使用收音机或电视声作为白噪声，帮助你在卧室放松，请确保它们有定时功能，在你入睡前或刚入睡后能自动关闭。

The Business of Sleep

第 7 章

学会放空大脑，轻松告别失眠

How Sleeping Better
Can Transform our Career

由睡眠质量不佳和／或睡眠时间不足导致的睡眠剥夺，可能发生在我们选择的生活方式和不受控的个体环境中。生活繁忙、有家庭和孩子需要照顾、有老人需要赡养、有生病的亲戚需要照看、通勤时间很长、倒班工作、频繁加班、频繁出差……这些都可能削减你的睡眠时间。或者你选择每天少睡一个小时，好去健身房锻炼、陪伴心爱之人、做家务、追剧或者尽快读完一本书。重点是，无论是主动选择还是由于形势所迫，你目前都没有机会多睡一会儿。但愿读完本书后，你会认识到提高睡眠质量和增加睡眠时间的重要性，从而主动改变你的睡眠模式。此时的你，也许是因为能用于睡眠的时间不够或者睡眠质量不佳，所以遭受了睡眠剥夺。注意，是睡眠剥夺，而不是失眠。在此重申一遍：睡眠剥夺和失眠是两回事。

失眠是通过多种具体指标衡量确诊的一种疾病。失眠的患病率因使用的诊断指标不同而有所不同。自认为患失眠症的成人占总成人人口的大约30%；每周有三晚及以上失眠的人群占16%～21%；日常生活受到影响，如出现焦虑和抑郁的失眠人群约为10%。失眠的常见症状包括：在就寝时间受侵入性的、情绪化的想法和图像干扰而难以入眠，夜间多次醒来，次日过早苏醒，没有获得恢复性睡眠等。失眠的人并不一定是没有机会获得适当的睡眠时间和保证良好的睡眠质量。有些失眠的人不仅有充足的睡觉时间，还会尽其所能地改善睡眠。他们早早地就上床，在床上待的时间比一般人长。

　　睡眠剥夺的典型症状是对睡眠的强烈渴望，患者十分疲惫，白天也昏昏欲睡。[①] 白天嗜睡是夜间睡眠质量不佳和／或睡眠时间不足的可靠指标。而失眠的典型症状是睡眠动力不足，患者可能浑身乏力，却很难入睡或

---

① 如果你想知道自己的睡眠动力有多大，可以试试睡眠潜伏时间测试的改编版，它可以衡量各种睡眠障碍患者白天嗜睡的程度。如果你白天可以小睡一会儿，那么找一个安静的房间，关掉灯，看看需要多长时间才能入睡。睡眠动力越大，入睡得越快。失眠症患者会发现这项测试非常困难，尽管他们感到疲劳，但因为睡眠动力不足，他们在这种情况下根本不可能入睡。

保持睡眠状态。值得注意的是，当失眠的人被剥夺睡眠时，也会出现白天嗜睡等睡眠剥夺的症状，但他们的失眠症状不会加重。

这一章将引用失眠的学术研究，因为失眠的典型症状是患者在试图入睡时出现侵入性的想法和图像，而与之类似的情况——"忙碌的大脑""无法关掉大脑""醒来时大脑呼呼地转"，是导致工作人群睡眠不足或睡眠中断的常见原因。虽然失眠和睡眠剥夺有某些相似的症状，但二者的区别不容忽视。对睡眠被剥夺的人来说，"忙碌的大脑"和"无法关掉大脑"是额外的并发症，而非主要原因；但对失眠的人来说，这些症状是诊断的关键指标。20世纪80年代一项关于失眠的开创性研究发现，根据参与者的报告，就寝时间出现认知唤醒（"忙碌的大脑"的科学术语！），以及侵入性的想法和图像是导致失眠的最大原因，其在报告中出现的次数是一般睡眠卫生问题的10倍。尽管睡眠剥夺与失眠有显著的不同，但如果你正遭受睡眠剥夺，了解一下针对失眠症患者的症状研究，也会让你获益匪浅。

让我们来做个小实验。找一个安静的房间或者一个相对安静的角落，带上你的手表或手机作为计时器。然后按照下面段落的说明操作：

- 请阅读以下文字："不管你做什么，都不要想粉红色的大象。不，不要这么做，想想别的事情，任何事情。不管发生什么，不要想象一头巨大的粉红色大象，它有着巨大的粉红色耳朵、巨大的粉红色象腿和巨大的粉红色象鼻。试着让你的大脑一片空白，不要想象一头亮粉红色、巨大的大象。不，请停止，不要去想它。"
- 请计时，看看你可以在多长时间内不去想一头粉红色大象。

我猜你熬不过 10 秒。这里的关键是，当你刻意要自己不去思考某件事时，它会成为你当下唯一能够思考的事。现在想象一下，你万分疲惫，辛苦工作了一整天，也许前几天晚上也没睡好。今晚，你 9 点就可以上床睡觉啦。你躺在床上，努力地放空大脑。于是，你自然而然地想道："我必须睡个好觉……我已经好几个晚上没有睡好了。好累啊，明天早上我还有一个非常重要的会议。我得睡了。"一旦这些想法进入脑海，你的思维就会变得非常活跃，睡前的放松准备全都打水漂了。此刻你所能想到的就是，你必须睡了。讽刺的是，思考"必须睡了"会让你无法入睡。

针对失眠症患者的研究发现，试图阻止或抑制侵入性思维会产生相反的效果，甚至可能使问题长期化。2003 年，牛津大学的艾利森·哈维（Alison Harvey）通过一项研究发现，与睡眠良好的人相比，失眠症患者不仅感觉自己的睡前思维（睡前认知活动）更不受控制，还会有意识地试图控制和抑制睡前思维。此外，当参与者被明确指示在睡前尝试抑制某种特定的侵入性思维时，他们报告的入睡所需时间比对照组更长、睡眠质量更差。试着停止思考"必须睡了"只会让你更专注于这些想法，正如粉红色大象实验所揭示的现象。很多治疗失眠的方法都包括分散注意力的技巧，这对睡眠不足、需要让忙碌大脑安静下来的人很有帮助。这些技巧似乎有助于入睡，并减少与侵入性或忧虑性思维相关的不适，但又不会让人试图阻止或改变这些思维。分散注意力和专注的方法将在本节"助眠锦囊"中讨论。

可能会干扰你入睡的侵入性想法，可以分为 6 个子类别：

- 琐碎的话题
- 关于睡眠的思考
- 家庭和长期关注的事
- 积极的想法和计划
- 专注于身体的感觉
- 工作和最近关注的事

睡前思前想后或出现思维反刍的情况可分为 8 个子类别，包括主动解决问题、监控当前状态和对环境做出反应：

- 排练 / 计划 / 解决问题（如"我明天需要做什么工作？"）
- 睡眠及其后果（如"如果现在不睡，明天我会感觉很糟糕！"）

- 对想法的反思（如"为什么今天在会上我没想出那个好主意呢？"）

- 唤醒状态（如"为什么我不困？"）

- 外部噪声（如"楼下是不是有声音？"）

- 自主体验（如"为什么我的心跳加速了？"）

- 程序因素（如"我得预约牙医。"）

- 起床（如"明天我要早起，不能再睡过头了。"）

助眠锦囊　5

☐ **减少选择性注意**

当我们焦虑时，会把注意力集中在潜在的环境威胁上，而忽略其他无关的刺激。当我们面临真正的威胁时，这种机制极其有效。但当我们试图入睡时，变得焦虑并鼓励大脑将注意力集中在想法上，并不能帮助我们排解忧虑、尽快入睡。

2007 年，研究人员通过一项睡眠研究证明了这种选择性注意对睡眠造成的干扰。研究人员将失眠症患者分为两组：第一组得到了一个卧室用的数字时钟；第二组得到了同样的时钟，但它显示的时间完全是随机的。研究发现，第一组参与者不仅高估了他们入睡所需的时间，而且其高估的程度远远超过了第二组。更重要的是，不仅第一组参与者自己感觉清醒的时间更长，而且研究人员对睡眠数据的分析也发现，在入睡后的前 60 分钟里，第一组比第二组醒来的次数更多。两组参与者都出现了失眠症状，但能够通过显示实际时间的钟表而专注于时间流逝，并因此产生入睡焦虑的第一组睡眠质量更差。

试着把你的手机、笔记本电脑、平板电脑拿开，把闹钟转向另一面，确保你看不到时间，减少卧室中可能引发焦虑的刺激物。

□ **通过正念冥想分散注意力**

通过正念冥想改善睡眠的干预措施，是基于前面讨论的选择性注意研究。正念练习并非要人专注于侵入性的想法和感觉，或试图停止对它们的注意，而是要练习者获得对当前时刻的有意觉知，包括所有的身体感觉，以减少其对认知过程的关注。研究发现，正念练习与睡眠后的精神恢复正相关，进行正念练习的乳腺癌患者和前列腺癌患者的睡眠质量也有所改善。对于失眠症，正念练习的效果也是非常积极的。研究发现，在正念练习和行为治疗结合施治后，患者醒来的时间总计减少了一半。研究结束时，除了两名患者，其余所有患者都痊愈了。12个月后，61% 的失眠症患者没有复发。此外，2011 年的一项研究发现，正念练习者的总睡眠时间、睡眠效率和入睡速度都有显著改善，睡眠时间和睡眠质量也是。

市场上有大量的正念书籍和应用程序可供选择。选择最适合你的，持之以恒，每天至少练习 10 分钟。

☐ 创建视觉图像

研究人员发现，以图片和图像的形式思考可以排解忧虑，而以口头短语和句子的形式思考则会导致忧虑的持续。

如果你发现自己躺在床上思前想后或出现思维反刍，试着把你的想法转化成图像，把你的担忧描绘出来，而不是用单词和句子表达。

☐ **自由写作**

"忙碌的大脑"让人难以入睡的一个原因是，人们觉得必须记住自己所想的一切，直到付诸行动或者写在纸上。当你躺在床上的时候，这种冲动会让你继续处理所有信息，或者试图停止思考、强迫自己"关掉"大脑——我们知道这是行不通的，反而会让你更专注于这些想法。自由写作常被作家用来释放创造力，而它对失眠人士也很有益，可以让人感觉"大脑中的一切都写在纸上了"，从而平复忙碌的大脑。不过，请确保你在完成自由写作和上床睡觉之间至少留出 2 个小时。如果间隔少于 2 小时，这种方法可能会强化你的思维过程，而不是帮助你清空你的脑袋。

自由写作是一种持续性写作，持续时间一开始可以设置为 5 分钟，然后慢慢延长到 10 分钟。

写下你脑中的想法，无须在意拼写或语法，也无须做任何修改（你写的东西根本不必有任何意义）。不要停，也不要过度思考。你不是在完成待办事项或者写小说，而是在利用这个练习来清空你的脑袋，你并不需要清楚陈述任何一个想法。如果到了想不出可以写什么的地步，那就写"想不出可以写什么"，直到你有新的想法。自由写作，笔随思行。

☐ **安排"忧虑时间"**

思维反刍是一种常见的情况，虽然反刍的程度因人而异，但每个人都会反思自己的成败，尤其是失败。试图完全停止忧虑和反思，既不现实也不可能。最近的研究发现，如果反刍专注于如何行动，即下一次如何做不同的事，而非失败带来的感觉，那么一定程度的反刍是有助于解决问题的。然而，什么时间反刍很关键。如果你的日程很满，一天中唯一可以放松下来的时间就是床上时间，那么你就会在床上"趁机"开启反刍模式。这种情况下的反刍是最无效的，它只会打乱你的睡眠模式。

试着在一天中安排一个空当作为"忧虑时间"，但需要避开你快要睡觉或者试图入睡的时候。试着在你有空闲且能找到安静空间的时间段，花 30 分钟思考和反刍。务必确保这段时间离你就寝有足够的时间间隔，以免干扰你的睡眠计划。

The Business of Sleep

第 8 章

正确饮食运动，打造最佳作息

How Sleeping Better
Can Transform our Career

摆脱咖啡瘾，拥抱好睡眠

咖啡因是一种天然药物，可添加到各种食物和饮料中。在北美和英国，82%～95%的成年人经常通过多种形式摄入咖啡因，这些形式包括咖啡、茶、碳酸饮料、能量饮料、巧克力、止痛药、感冒药、过敏药、减肥药，甚至冰激凌。贴心提示：一份咖啡味冰激凌和一罐可乐的咖啡因含量一样多。

根据2008年美国食品药品监督管理局的一份报告，美国人每天人均摄入的咖啡因约为300毫克，相当于4～5杯咖啡，其中大部分是以咖啡的形式摄入的。全球每天消耗超过20亿杯咖啡，而一杯浓缩咖啡需要

42 颗咖啡豆。以美元计算，咖啡是仅次于石油的第二大出口产品。美国常见食品饮料的咖啡因含量如表 8-1 所示。

表 8-1　美国常见食品饮料的咖啡因含量

产品	分量	平均咖啡因（毫克）
浓缩咖啡	2 盎司[①]	100
速溶咖啡	8 盎司	40 ~ 108
低因咖啡	8 盎司	5 ~ 6
茶包	7 盎司	50 ~ 60
可口可乐	12 盎司	45
胡椒博士	12 盎司	41
红牛	8.3 盎司	67
巧克力棒	28 克	15

通过饮食摄入的咖啡因只需 30 ~ 75 分钟就能达到所谓的血浆峰值，也就是说，咖啡因发挥最大作用只需半小时至一小时，但它可以在体内停留很长时间。咖啡因的半衰期，即体内咖啡因量减少一半所需的时间，一般为 3 ~ 7 小时，具体取决于个体的耐受性。

---

① 　1 盎司 =28.350 克。

虽然个体在相对较短的时间内（4～5小时）喝大约75杯咖啡才会致命，但睡眠研究人员毫不怀疑，极少量的咖啡因摄入就可能降低你的睡眠质量和时间。不过，睡眠和咖啡因之间的关系是双向的：咖啡因的摄入，特别是接近就寝时的摄入，会导致睡眠紊乱，而睡眠不足又往往会导致第二天咖啡因的摄入量增加。这种双向关系很容易变成周期性的——人们在白天使用咖啡因来保持清醒和一定的表现水平，导致体内积累大量咖啡因，使得当晚睡眠紊乱，次日倦怠不堪，再次使用咖啡因，如图8-1所示。研究证明：咖啡因的使用与白天嗜睡有关；睡眠紊乱持续一个月或更长时间的人报告的咖啡因摄入量最高，每天摄入超过7杯咖啡；咖啡因摄入量高的人嗜睡的概率是咖啡因摄入量中等的人的两倍。

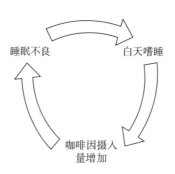

图 8-1 咖啡因／睡眠周期

在 2008 年的一项神经成像研究中，研究人员扫描了参与者的大脑，发现在一次记忆任务中仅摄入 100 毫克咖啡因（对认知产生益处的最低剂量，相当于一两杯咖啡）就会增加大脑前额叶的活动。前文提到过，前额叶是与执行功能相关的关键脑结构，执行功能包括记忆、决策、信息处理和学习。咖啡因会对前额叶产生影响，从而提高人们记忆和处理信息的速度。不过，个体通常需要摄入超过 200 毫克的剂量才能提高反应时间、注意力和记忆力。此外，睡眠越差的人需要越大的咖啡因剂量，才能获得这种认知益处。

研究人员还发现，咖啡因可以提高身体表现和耐力，尽管这种提高并不明显。但在职业体育中，成败仅有一线之隔，以任何合法的形式提高成绩都是至关重要的，所以职业运动员经常使用咖啡因。咖啡因在体育运动中的广泛使用使其一度被世界反兴奋剂机构禁止，但也由于咖啡因使用的普及，最终它被从禁用物质名单上划去。一项研究探索了睡眠不足和咖啡因对优秀职业橄榄球运动员传球技术的影响。该研究发现，比赛前一晚只睡 3 ～ 5 小时会降低运动员重复传球的能力，但一剂

1毫克 / 千克的咖啡因就能抵消睡眠不足的影响，使其表现与睡眠充足组相当。此外，研究人员发现摄入 1 毫克 / 千克的咖啡因与摄入 5 毫克 / 千克的咖啡因对运动表现的影响并没有什么区别，尽管运动员报告称，摄入 5 毫克 / 千克的咖啡因后会感到轻微的恶心和"心神不宁"。也就是说，较大剂量的咖啡因会产生生理效应，但超过 1 毫克 / 千克的咖啡因剂量无助于提升运动表现。

　　咖啡因在提高运动表现的同时，也会对睡眠质量和时间造成潜在的干扰，在竞技体育中也是如此。2014年，悉尼大学健康科学院的研究人员对男子自行车运动员和铁人三项运动员进行了一项实验，要求他们参加 80 分钟的午后训练，然后进行自行车计时赛。训练开始前一小时，每名运动员服用一定剂量的咖啡因（3 毫克 / 千克），训练开始后 40 分钟时再次服用。计时赛结束后，运动员在睡眠实验室里按照平时的作息正常入睡。研究人员测量了他们的睡眠时间和质量，发现虽然摄入咖啡因使他们的计时赛成绩提高了 4%——这对高水平运动员来说是一个显著的优势，但运动和咖啡因的结合明显扰乱了运动员睡眠的各个方面。运动员的入睡所需时间超过 50 分钟，是平时的 5 倍，总睡眠时间减少了 16% ~ 17%，睡眠效率也有类似程度的下降，REM 睡眠时间减少了 38%。在这项研究中，运动员是在睡前 5 个小时以上摄入咖啡因的，但他们的睡眠质量和时间仍受到了显著的负面影响，入睡所需的时间之长，足以被归类为失眠，即睡眠潜伏时间长达 30 分钟以上。

因为本书的目标读者是职场人士，所以竞技运动员面临的情况对大多数读者来说可能是陌生的。然而，考虑到在睡前 5 小时以上摄入咖啡因都能对极其健康的人造成睡眠模式上的影响，咖啡因对你我的影响又是怎样的呢？大量研究一致表明，摄入咖啡因会增加个体入睡所需的时间以及在夜间醒来的次数，并减少夜间获得重要的深度睡眠（SWS）的时间。这些对睡眠模式的负面影响在睡前 1 ~ 2 小时摄入咖啡因的个体中尤为明显，并且会随着咖啡因摄入量的增大而加重。此外，与工作人群尤其相关的是，中年人（在研究中定义为 40 ~ 62 岁）比年轻人更容易摄入高剂量的咖啡因（400 毫克，相当于 4 ~ 5 杯浓咖啡），而摄入 400 毫克咖啡因（睡前 3 小时 200 毫克，睡前 1 小时 200 毫克）会导致他们的睡眠时间减少 1.5 小时。最后，在一项相当极端的研究中，志愿者被置于高度控制的条件下 49 天（是的，49 天！）。研究人员发现，睡前 3 小时摄入相当于一杯双份浓缩咖啡的咖啡因，会导致志愿者的褪黑素昼夜节律延迟 40 分钟，且入睡所需的时间显著增加。尽管我不确定读者中有多少人每晚睡前会喝一杯浓缩咖啡，但要声明一点，咖啡因通常是一种习惯性模式，如晚上放松的一部分。对于习惯在睡前 2 ~ 3 小时内摄入咖啡因的人而言，尤其如此。

助眠锦囊 6

□ **减少咖啡因摄入**

研究发现，失眠症患者减少咖啡因摄入后，睡眠不良的夜晚从平均每周 4.8 晚减少到每周 1.2 晚。

鉴于针对咖啡因与睡眠不良之间关系的研究都得出了相同的结论，请在午餐后避免摄入咖啡因。如果你习惯在晚上喝杯热饮，那就换成不含咖啡因的饮料。这不仅有助于改善你的睡眠质量和时间，还有助于打破睡眠不良—摄入咖啡因—白天嗜睡的恶性循环。

————————————————○

饮酒是得不偿失的助眠法

早在 19 世纪，研究人员就热衷于了解饮酒对睡眠时间和睡眠类型的影响。1883 年，莫宁霍夫（Monninghof）和皮斯伯根（Piesbergen）在观察研究对象的睡眠深度时发现，饮酒会加快研究对象入睡的速度并增加最初的睡眠稳定度，但在晚些时候，研究对象会变得不安，且更容易受到干扰。这些观察结果在 130 多年后的今天仍然适用，然而似乎占据大众视野的只是酒精促进睡眠的一面，而非其扰乱睡眠的一面。事实上，酒精的助眠作用已经使其成为最常用的非处方助眠剂之一。

如果你曾在睡前喝过一两杯酒精饮品，就会知道酒精是一种非常有效的催眠剂。只要你是不酗酒的一般饮酒者，晚上喝酒的确会缩短你入睡的时间，并提高你 NREM 睡眠的质量和时间。这就是酒精被视作一种非常有效的助眠剂的原因。然而，这些积极的影响是非常短暂的，因为酒精在体内的代谢相对较快，不管酒精摄入量多少，饮酒者后半夜的睡眠都会受到干扰。

2013年，伦敦睡眠中心医学主任伊斯哈德·艾尔伯翰（Irshaad Ebrahim）及其来自多伦多大学精神病学系的同事共同完成了一项针对"所有关于酒精摄入对健康志愿者夜间睡眠影响的已知科学研究"的评估。由于酒精在前半夜和后半夜的作用不同，研究人员将研究结果分为前半夜、后半夜和整夜。此外，这篇综述总结了使用低剂量（1 ~ 2个标准杯）、中等剂量（2 ~ 4个标准杯）和高剂量（4个标准杯以上）酒精的研究，以探索饮酒对睡眠的影响是否由饮酒量决定。研究发现，无论饮酒多少，酒精摄入都减少了个体入睡所需的时间，这被称为睡美人效应。虽然这种效应减少了人们在前半夜入睡后清醒时间，但使人们整晚清醒的时间增加了。换言之，饮酒会导致个体整晚的清醒时间更长。前半夜相对平静的睡眠在后半夜会变得十分混乱，以至于个体整晚醒来的次数比不摄入酒精时要多。总而言之，一旦酒精代谢完毕，所有好处都将消失，睡眠也会变得更加混乱。

艾尔伯翰及其研究伙伴也发现，只要摄入酒精，就能增加前半夜的深度睡眠，但只有睡前大量饮酒（4杯或更多），这种积极效果才会延续到后半夜。换言之，大量饮酒与整夜SWS的增加相关。这听起来很有趣，也许你已经以此为借口决定在下周末喝个尽兴了，但如果你需要更多的证据来说服自己饮酒不是一种健康的助眠方式，请考虑以下两点：

第一，每晚喝4杯或更多酒精饮料，可能会改善你整晚的深度睡眠，但代价是什么呢？每晚4杯酒，一周下来就是28杯。假设每次喝的都是一杯175毫升的葡萄酒，酒精浓度为12%，那就相当于每周摄入58.8单位的酒精[①]。而医学建议英国成年人每周饮酒不宜超过14个单位，这意味着为了增加深度睡眠，你每周需要喝掉超过建议单位数3倍的酒。毫无疑问，这对健康的影响是非常严重的。长此以往，与可能出现的身心健康问

---

① 酒精单位的计算公式：浓度（ABV）×体积（ml）/1000=单位。

题相比，酒精所产生的"高质量睡眠"十有八九会变得微不足道。

第二，如果你在夜间经常被电击电醒，你的睡眠质量会发生什么变化？如果你患有慢性疼痛，你的睡眠质量又如何？这两种情况显然都无法产生最佳的睡眠效果，而两者所对应的脑电波活动类型与一项研究中发现的类似。该研究旨在探索饮酒对 18 ～ 21 岁健康人群的影响，被试在睡眠实验室中被监测了连续两个晚上，不包括用来适应的一晚。一晚，他们在熄灯前一小时喝了一杯酒精饮料——伏特加兑橙汁；另一晚，他们喝了一杯安慰剂（橙汁，使用蘸过伏特加的吸管，这样他们就无法分辨这是不是酒精饮料）。研究结果显示，与服用安慰剂的那晚相比，被试在喝了伏特加兑橙汁的那晚前半夜深度睡眠（德尔塔脑电波活动）有所增加，大脑的阿尔法活动也有所增加。这种阿尔法脑波活动在正常睡眠的大脑中并不常见，它表明睡眠出现了中断，类似于慢性疼痛患者身上发生的情况，以及在夜间轻度电击熟睡被试的实验中出现的情况。睡眠中断在该研究中相当显著：阿尔法脑波活动增加了 117%，而德尔塔脑波活动仅增加了 28%。换言之，深度睡眠质量的提高似乎被显著增加的睡眠中断抵消了。

助眠锦囊　7

☐ **尽量不要在饮酒之后立即睡觉**

鉴于即使是相对较小剂量的酒精摄入也能减少个体的入睡时间，当你为自己的睡眠模式而苦苦挣扎时，酒精的确是一大诱惑。然而，酒精不仅会导致前半夜入睡时间的减少和深度睡眠的潜在增加，还会导致后半夜觉醒次数的增加，后者可能是由后半夜更多的轻度睡眠造成的。此外，研究还发现，饮酒后人更容易做梦甚至是做噩梦，而且由于酒精会削弱咽部扩张肌的张力，饮酒还会加重打鼾、阻塞性睡眠呼吸暂停综合征等症状。

尽量在饮酒和睡觉之间留出至少 3 个小时。

☐ **戒酒**

一项研究调查了睡前 6 小时饮酒的影响。尽管到就寝时，呼气测试已无法检测到酒精，但酒精的残效仍会产生如下影响：睡眠效率降低，后半夜睡眠总量减少，整晚清醒时间翻倍。

如果你发现自己的睡眠质量和时间都被饮酒打乱了，那么试着在一周或更长时间内完全戒酒，看是否能改善你的睡眠模式。这一做法不一定能马上见效，一定要坚持下去。

科学锻炼，才会有益睡眠

瑞恩·吉格斯（Ryan Giggs）、大卫·贝克汉姆（David Beckham）、克里斯·霍伊爵士（Sir Chris Hoy）和贾森·肯尼（Jason Kenny）有什么共同点？切尔西足球俱乐部，曼城足球俱乐部，南安普顿足球俱乐部，英国奥运雪橇队、自行车越野赛队、赛艇队又有什么共同点？他们都是优秀运动员或精英团队，并且都聘请了专业的睡眠教练就如何提高睡眠的时间和质量提供建议和指导。在职业体育界，边际收益是至关重要的。体育科学家现在正专注于睡眠领域的研究与应用，以提高竞争优势，或改善运动员个人的睡眠模式，或创造更好的睡眠环境。比如在曼联卡灵顿训练场安装睡眠舱，让球员在夏季的训练之间打个盹儿。又比如曼城足球俱乐部斥资 2 亿英镑新建了一个综合设施，包含 32 间装饰着"睡眠诱导墙纸"[①] 的卧室。

2011 年，美国斯坦福大学斯坦福睡眠障碍诊所的研究人员针对大学篮球运动员进行了一项研究。他们选取了 11 名大学篮球运动员，被试被要求在 5 ~ 7 周的时间里获得尽可能多的睡眠，目标是每晚睡 10 小时。在此期间，他们不能摄入咖啡因和酒精。结果表明，增加睡眠时间，不仅改善了球员整体的身心状况，而且提高了他们在计时短跑中的速度。最关键的是，他们的投篮命中率提高了 9%。

考虑到睡眠对身体和认知功能的重要性，无论是对优秀运动员还是对每周去健身房锻炼的普通人而言，良好的睡眠质量和充足的睡眠时间都能够提高运动成绩。

---

① 浅绿色的，上面印着不断缩小的圆圈！

那么运动本身对睡眠的影响呢？它能改善睡眠吗？大多数相关研究都发现，有规律的体育锻炼能够显著改善睡眠，因此，美国睡眠医学学会建议把锻炼作为一种睡眠卫生措施，但要避开傍晚或夜间，因为锻炼对生理和认知层面可能产生唤醒作用。切记，锻炼可以对人的睡眠模式产生非常积极的影响，但锻炼的时机是关键。相关研究不仅考虑了何时运动对睡眠有益，还调查了什么类型的运动可以提高睡眠质量和时间，以及需要运动多长时间才能改善睡眠。

继美国睡眠医学学会的建议之后，目前学界的共识是：中午前运动对当晚的睡眠模式影响不大；下午进行大约 1 小时的适度有氧运动可以增加个体当晚的深度睡眠时间，并减少夜间醒来的总时间；而晚上运动，特别是高强度的运动，会损害睡眠。因此，运动的时间很重要，它不仅关系到运动是否会对睡眠产生影响，还关系到产生的影响是有益的还是有害的。例如，研究人员发现，相比于下午 2 点锻炼的被试，晚上 8 点锻炼的被试的入睡所需时间更长，夜间醒来的次数更多，深度睡眠也更少；而下午 2 点锻炼的被试的夜间睡眠时间更长，睡眠效率更高。

就运动类型产生的影响而言，一项针对 66 项相关研究的大型综述比较了"急性"运动和"定期"运动的影响。在该综述中，急性运动指睡眠研究前持续时间少于一周的运动，而定期运动则为等于或超过一周的运动。换言之，该综述对比的是平时不锻炼的人与有锻炼习惯的人。研究发现，急性运动和定期运动都有利于睡眠，但定期运动的效果更强。两者对睡眠的助益包括睡眠时间的延长、入睡所需时间的缩短、睡眠效率的提高、深度睡眠的增加和夜间醒来次数的减少。所以真的没有任何借口不锻炼，即使你今天才开始锻炼，睡眠时间和质量都可能得到改善，如果能坚持下去，效果会更好。

那么，你每次需要锻炼多长时间才管用呢？关于锻炼时长的学术研究没有关于锻炼类型和锻炼时机的那么多，但一项结合了 38 项相关研究结果的调查发现，锻炼时间是一个重要的变量。超过 1 小时的锻炼似乎有利于睡眠，而且在合理的范围内，锻炼时间越长，对夜间的睡眠就越有利。

☐ **重视锻炼**

即使你平时不锻炼，从现在开始适度地运动一周，也能改善你的睡眠质量和时间，让你更快入睡，夜间更少醒来，获得更多深度睡眠。

试着开始适度的锻炼。锻炼当晚，你应该就能体会到好处。继续锻炼，并养成一个规律的锻炼习惯，持续改善你的睡眠。

☐ **注意锻炼的时机**

根据研究可知，如果在睡前 4 ～ 8 小时运动，那么你的睡眠就会获得锻炼的最大益处。只有留出充足的时间间隔，就寝时，与运动有关的任何生理变化，如皮质醇和内啡肽的分泌、心血管活动的增加，以及与运动有关的认知唤醒等才能得到平复，让你得到有效的放松。

尽量在运动至少 4 小时后再睡觉。早起锻炼比完全不锻炼要好[①]，但可能对睡眠只有很小的影响，或者根本没有影响。如果你能把锻炼时间从早上挪到中午或更晚一点，那么它就可能对你的睡眠有更积极的影响。

☐ 保证锻炼的时间

只要条件允许，尝试锻炼至少一个小时，以最大限度地改善睡眠。

[①] 有趣的是，大量证据表明，晨练更有可能成为一种习惯。也许我们应该更全面地考虑锻炼的好处：如果晨练意味着你更有可能坚持下去，那就好过把锻炼时间改到下午或傍晚以改善睡眠，但最后完全放弃。

The Business of Sleep

第 9 章

倒班倒时差，
也要打好睡眠保卫战

不是所有倒班都一样危险

"在对已发表的科学证据进行彻底审查和讨论后，由国际癌症研究机构专刊组召集的一个专家工作组得出结论，涉及昼夜节律紊乱的倒班工作可能会致癌。"正如在第 4 章中所讨论的，世卫组织将影响自然睡眠节律的倒班工作归类为潜在致癌工种。世卫组织表示，倒班工作与氮芥、合成代谢类固醇和职业性接触炼油属于同样的癌症风险类别（第二级 A 类）。鉴于这一严峻的声明，你也许并不会对以下数据感到意外：一项针对护士的大型研究发现，倒班护士患乳腺癌的风险增加了36%；一项针对 30 ～ 54 岁丹麦妇女的研究发现，即使考虑到生育史、社会经济地位等重要因素，上夜班半年以上的妇女患乳腺癌的风险也增加了50%。

　　但是，需要明确的是，倒班工作本身并不会致癌，"昼夜节律紊乱"一词才是世卫组织新闻稿中的关键。换言之，不是所有的倒班工作都会致癌，而是影响个体昼夜节律的倒班工作可能导致罹患癌症的风险增加。关键不在于工作模式本身，而在于工作模式导致的睡眠过程的中断。一项针对癌症和盲人的研究可能有助于解释这一点。研究人员发现，失明妇女患乳腺癌的风险降低了20%～50%，而且失明程度和患病风险之间存在关系——失明越严重，患乳腺癌的风险就越低。尽管研究人员还在探寻其中的机制，但已经有人假设褪黑素（睡眠激素）有助于预防乳腺癌，因为褪黑素具有潜在的肿瘤抑制作用。失明女性的褪黑素分泌并不像视力正常的女性那样由光照决定，但她们的身体仍然会分泌褪黑素，这可能是由内部机制决定的。而对于非盲人女性，光线明暗是身体抑制或分泌褪黑素的外部指示。晚上，身体会释放褪黑素以增加睡意。但是对于倒班工作，特别是上夜班的女性，夜间的人工光照会抑制褪黑素的正常释放，从而降低这种激素对癌症的抑制作用。可见长时间的倒班工作之所以可能导致患癌风险的增加，并不是因为倒班工作本身，而是因为睡眠周期中断造成的生理影响。

虽然英国没有对倒班工作下法律定义，但通常认为，倒班工作是指至少一半的工作是在 8 点至下午 4 点以外的时间完成的，约有 15% ~ 20% 的全职工作者从事倒班工作。其中最常见的是早班（凌晨 4 ~ 7 点开始上班），午班在下午 2 ~ 6 点之间开始，夜班在下午 6 点到次日 4 点之间开始。虽然夜班，尤其是两班制的夜班对人影响最大，但早班工作者的睡眠也明显少于白天正常工作的人。进一步讲，早班工作者的睡眠中断问题与长期夜班工人的非常相似。

本书引言中提过，人类有两个基本的睡眠机制：由睡眠量决定的线性过程（S 过程）和 24 小时昼夜节律决定的周期性过程（C 过程）。对白天工作、晚上睡觉的人来说，这两个过程通常是一致的（如果不是，希望本书已经让你了解了这两个过程的重要性！）。但是对倒班的人来说，这两个过程会变得不一致。

还记得球（C 过程）和传送带（S 过程）的类比吗？夜班开始时，你的昼夜节律/C 过程（球）告诉你该睡觉了（因为天黑了），但你刚刚醒来，处于传送带的起始位置，所以你的睡眠动力很低（S 过程）。相反，夜班结束时，C 过程（球）告诉你要保持清醒，因为现在是白天，但你刚刚工作了 12 个小时，已经筋疲力尽了（S 过程）。你在传送带的顶部准备睡觉，但球在底部，两者错位了。

正是这种失调以及由此造成的昼夜节律紊乱，导致了严重的健康和社会后果。对于从未有过倒班经历的人，请想象工作单位在旧金山、家在伦敦的跨国通勤。记住，这可不是为期一个星期的商务旅行。倒班工作就相当于此。夜班结束后，每天晚上（或白天）的睡眠时间会减少多达 2 个小时。

在美国，倒班工作者占工作人群的 15% ～ 20%，夜班工作者占 4.3%，他们面临的不仅是癌症患病风险的增加，还面临着前文提到的与睡眠不良有关的所有认知和生理后果，包括心血管疾病、代谢综合征 [①]、肥胖、BMI 增加、道路交通和工作场所事故风险的增加，以及社会性后果，如表 9-1 所示。

表 9-1　倒班相关的风险

风险	风险增加程度
心血管疾病	由于昼夜节律紊乱，社交模式和社会支持受到干扰，以及压力、吸烟、饮食不良、缺乏锻炼，倒班工作者的该项风险增加了 40%
代谢综合征	考虑到年龄和体力劳动，倒班工作者的该项风险高于非倒班工作者 1.5 倍
肥胖	约 47.2% 的倒班工作者超重，2.8% 肥胖
BMI 增加	倒班工作时间越长，BMI 越高
道路交通事故	司机在凌晨 2 点开车睡着的概率是上午 10 点的 50 倍，22% 的倒班工作者因嗜睡而发生过交通事故，而白天正常工作者的该项数据为 7%
工作场所事故	上夜班使现场事故增加 50%
社会性后果	倒班工作使离婚的风险增加 7% ～ 11%

　　关于倒班工作后果的研究描绘了一幅非常严峻的图景，大量且不断增加的文献都显示出了这种不太积极的关系。吉姆·霍恩在其著作《睡眠的代价》

---

① 代谢综合征是指个体至少有以下 5 种医学状况中的 3 种：中心性肥胖、血压高、空腹血糖水平高、血清甘油三酯高和高密度脂蛋白水平低。

（*Sleepfaring*）中描述了一项特别有影响力的研究。48 000人参与了这项为期20年的研究，在此期间，他们的健康、睡眠和工作习惯都受到监测。其中，有160人因自身的错误死于工作场所事故，这些致命事故的最大预测因素不是年龄、受教育程度、所属的社会经济群体、工作量或加班，而是身为男性、上夜班，并报告睡眠困难。

我们生活在一个24小时无歇的时代。无论我们是否真的相信这是正确的生存方式，周围都是按需提供的商品和服务。即使为了倒班工作者的健康，我们愿意放弃凌晨2点吃到新鲜面包、凌晨5点网上订书的便利，我们的居家取暖、城市照明又该如何呢？消防员和警察呢？为了确保24小时都有医疗服务而轮班的医生、护士和其他医院工作人员呢？倒班工作不仅关乎奢侈的商品和服务，还关乎24小时的紧急服务。尽管根除倒班工作是不可行的，甚至是不可取的，但有一点必须了解：对需要倒班的人来说，假设有规律的作息有助于调节睡眠周期，那么固定的倒班模式似乎是最好的选择，即使这意味着永远上夜班。然而，我们首先需要认识到长期上夜班的潜在社会后果，如被社会边缘化。此外，研究人员还发现：只有极少数（约3%）的长期夜班工作者能够根据工作时间全面调整其昼夜节律，只有不到25%的人调整到足以避免负面认知和健康后果的程度。因此，了解如何在个人和组织层面支持倒班工作者，以减少倒班工作对他们健康和福祉的影响，是非常重要的。

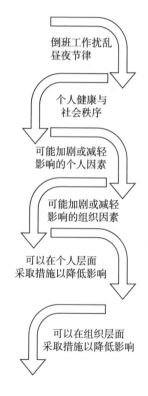

图9-1 倒班工作从个人到组织的影响

☐ **因人而异**

有相同倒班模式的个体可能面临两种截然不同的后果：过度嗜睡和失眠。一些人根本无法忍受倒班工作，从而引发一种特殊的昼夜节律紊乱，称为倒班工作睡眠障碍。主要症状是失眠和／或过度嗜睡，且这些症状无法用任何其他医学或心理问题来解释。即使倒班工作的影响没有达到临床诊断的水平，也可能存在显著的个体差异。部分原因是，人有 50% 的概率会因为遗传而患失眠症；也有年龄的影响，年长者对倒班工作的耐受性就不如年轻人。

如果你负责倒班工作的分配，在决定倒班模式时，可以参考年龄、个人的社会和自身情况。

☐ **小睡**

研究人员发现，医生夜班期间的小睡与其工作速度的显著提高有关，而夜班开始前小睡对提高警觉度和工作效率有好处。此外，研究人员还发现，在夜班的前半段打个盹儿可以提高第二天早上的警觉度，这大概是因为前半夜包含了更多的 SWS。

如果可以的话，试着在开始倒班前小睡一会儿，以减少睡眠动力。如果你在夜班的前半段感到困倦且条件允许的话，这也是小睡的好时机。

☐ **有选择权**

研究发现，如果倒班工作者能够控制其工作时间和倒班模式，将有助于最大限度地减轻工作安排给他们带来的负面影响。

如果你负责倒班工作的分配，请与每个员工讨论其工作安排。如果员工觉得他们对自己的倒班安排在可能且实际的情况下具有一定的自由选择权，可能会减轻倒班对他们的负面影响。

☐ **利用光照**

由于授时因子的存在，光线是使身体与昼夜节律同步的重要外部线索。研究发现，暴露在强光下可以改变昼夜节律。在第 6 章，我们讨论了光是如何扰乱睡眠模式的，但在倒班工作中，暴露在强光下可以帮助个体重新校准体内的昼夜节律。接近自然就寝时间时暴露在强光下会使个体的生物钟延后 30 分钟（晚睡 30 分钟），而在醒来前 2 小时暴露在强光下会使个体的生物钟快进 30 分钟（次夜早睡 30 分钟）。使用墨镜来限制光线入眼的时间，也有助于个人适应倒班工作。夜班结束后，如果需要在上床前（在明亮的阳光下）出门购物，你可以考虑戴墨镜或护目镜，以减轻疲劳，而在适当的时候，墨镜和护目镜与明亮的光线结合，又可以增加活力和睡眠时间。

试着用明和暗（明亮的灯光和墨镜）来调节你的外部环境，使之与你的睡眠状态相匹配，并调整你的昼夜节律。

☐ 注意倒班的方向和速度

如果没有外部的提示（授时因子）来使生物钟与一天 24 小时的周期保持一致，身体会以大约 24.5 小时为一周期。这就是为什么研究发现正向倒班对大多数人的干扰较小。研究表明，正向倒班工作者的睡眠时间和睡眠质量都明显更好。此外，较低的倒班频率似乎也让工作者能够更有效地调节自身睡眠。例如，在一家大型工厂进行的一项研究发现，21 天倒班一次的工人对倒班的抱怨下降了 70%，对倒班的满意度和总体健康状况都有所提高，员工流动率也有所下降，同时劳动生产率也有显著的提高。

如果可能，选择低频倒班或正向倒班。

不是每次跨时区都要调整生物钟

据 2016 年的报道，全球各机构在跨国商务旅行上的支出超过 1.2 万亿美元，相当于世界各国国内生产总值的 1.5%。而且这一费用仍在以每年大约 6.5% 的速度增长，几乎是全球经济增长率的两倍。

然而，跨国商品旅行的代价远高于此。由空中客车（Airbus）和度假公司客涯（Kayak）进行的一项研究估计，时差使企业生产率降低了约40%，导致组织每年损失2 000万个工作日。而在过去的12个月里，因时差而导致的工作失误给组织造成的损失超过2.41亿英镑。此外，睡眠不良不仅会对社交、情绪和健康造成影响，还会对认知能力、心境和警觉度造成额外损害。因为时差会使个体违反其自然昼夜节律——体温低时清醒①，体温高时试图入睡。

跨国商务旅行虽然听起来让人羡慕，但实际并非如此。在一个相对局促的环境中消耗大量时间，食物有限，运动空间有限，也没有新鲜的空气，还要面临因机舱内空气干燥而脱水、机舱缺氧（导致疲劳）和深静脉血栓的风险，这可不是轻松愉快旅行的理想模式。如果你下了飞机就要去开会，这种飞行条件造成的影响就更重要了，想想睡眠不良对决策的影响就明白。许多类似的症状在漫长的公路或铁路旅行中也会出现。然而，一旦你到达目的地并有足够的时间休息，旅途的疲劳就会消失。如果你在旅途中补充水分（水或果汁）、摄入一

---

① 心理表现随体核温度升高而提升。

些粗纤维食物（如苹果），到达目的地后再冲个澡并小睡一下，效果还会更佳。

时差，通常发生在跨越 3 个或 3 个以上时区时，而有些人对时差尤其敏感。它与一般的旅途疲劳有些共同点，但有个重要的区别——时差的影响不会在一夜良好睡眠后消失，它可能需要更长时间才能消散。虽然克服时差所需的确切时间因人而异，但总的来说，恢复的天数约等于跨越时区数的 2/3。例如，从英国飞到美国东海岸（如纽约）要跨越 5 个时区，所以大约需要 3.3 天才能恢复，而从英国飞到澳大利亚约需要 6 天才能消除时差。

在实验室环境中不改变文化、饮食或温度就可以制造时差反应，因此时差的关键并不在于旅行条件，而在于无法调整到身体所在时区的生物钟。

前文说过，我们每天的生物或昼夜节律通过外部的授时因子与 24 小时的太阳日同步，如果没有授时因子，我们的生物钟会以 24.5 小时左右为一周期。在这两种周期下，我们的生物钟会按节律调节体核温度、激素浓度（如皮质醇和褪黑素浓度）和睡眠—觉醒周期，这些都有助于高质量、长时间的睡眠。例如，第6章提到，体核温度与睡眠之间存在着非常密切的关系。体核温度下降最快或降至最低时，人最容易入睡；体核温度上升或达到峰值时，人就会清醒。这些自然发生的节律是每个人固有的，可以通过光线、食物、运动等外部因素来调节。但外部线索不会迅速调整生物钟，这种调节需要时间。这个过程并不是坏事，因为谁也不想每次半夜醒来打开电灯就重置自己的生物钟。然而，这种稳健性意味着遇上时差时，我们就需要时间重新调整，才能恢复到正常的节律。

对健康个体来说，内部（内源性）生物钟与外部（外源性）环境是完全一致的。换言之，当晚上天黑、体温下降的时候，他会感到疲倦；夜间，他会处于睡眠状态；当次日天亮身体停止分泌褪黑素、体核温度上升的时候，他就会醒来。完美的内外同步，塑造完美的睡眠。但在倒时差时，内部生物钟和外部环境会失调，这与倒班工作的情况大致相同。假如你刚从东半球飞到西半球，身体已做好准备吃一顿晚餐，然后上床睡觉，但目的地正值正午，光线很亮，人人都很清醒。那么即使你最终上床睡觉了，也很有可能会早早醒来，因为你还没调整过来的生物钟会导致你的体核温度上升、褪黑素水平下降。从西往东旅行则会出现相反的情况——你到达目的地时非常清醒，并为当天剩下的时间做好了准备，但目的地已经天黑了，每个人都准备去睡觉了。直到次日破晓，你尚未调节的生物钟才准备好送你入梦乡。

许多人对时差并不陌生。如果你是经验丰富的旅行者，你大概相信自己"能应付"，或者"已经习惯了时差的影响"，或者"学会了如何适应"，或者"不再觉得有多遭罪"，那么，你可能学会了一些很棒的应对策略，也可能你比其他人更容易适应时差。如果你年轻，与年长的同事相比，你的确可能更快地适应环境。根据研究，时差对年长旅行者的影响往往更严重，但确切的原因尚不清楚。此外，一项研究还发现，睡眠模式僵化的旅行者比睡眠模式不那么僵化的旅行者的时差症状更明显。因此，如果你比较年轻、睡眠模式比较灵活，那么你对时差可能会比普通人多一点抵抗力。然而，对大多数人来说，经常旅行并不能减缓时差症状。无论你有过多少次国际旅行的经历，生理上都无法适应时差，因为研究表明，空勤人员睡眠和昼夜节律紊乱的程度和飞行新手一样严重，而且受到的影响同样显著。进一步讲，不仅生理影响不会随着"练习"而减弱，长期的国际旅行还可能会造成更多的不利影响。英国布里斯托大学医学院的曹光云（音译，Kwangwook Cho）最先发现，对跨时区长途飞行的机组人员而言，航班间恢复期较短的人大脑结构发生了显著变化。2000年，曹光云及其同事通过比较航空公司的乘务员①和机场地勤人员，研究了反复倒时差对认知能力的影响。他们发现，空中乘务员的唾液皮质醇水平高于地勤乘务员，而且国际跨时区飞行与皮质醇水平的显著升高相关，短途飞行则与之无关。换言之，皮质醇效应不是由飞行本身引起的。已知身体内部长期高水平的皮质类固醇（如皮质醇）会导致认知功能的降低，与地勤人员相比，空勤人员对认知任务的反应时间要慢也就不足为奇了。鉴于这些有影响力的发现，曹光云渴望弄明白，时差是否不仅会导致认

---

① 乘务员每周至少要跨越8个时区，每两个航班之间有2～4天的休息时间。

知能力下降，还会导致大脑结构发生根本变化。因为有研究提出，体内皮质醇在一段时间内显著升高会导致海马萎缩，而海马是巩固记忆和学习的关键结构。

曹光云扫描了 20 名只有 5 年飞行经验的机组人员的大脑，其中 10 人两个航班间的恢复期少于 5 天，航班跨越至少 7 个时区（短恢复组），另外 10 人跨时区航班间的恢复期超过 14 天（长恢复组）。MRI 脑部扫描显示，短恢复组乘务员右侧海马的体积明显小于长恢复组，他们的反应较慢，唾液皮质醇水平也较高。研究表明，如果航班间只有不到一周的休息和恢复时间，只需长途飞行 5 年，就会造成应激激素皮质醇水平增加、认知能力（以反应时间为指标）降低，以及对记忆和学习至关重要的脑区缩小！如果这还不足以引起你的重视，研究还发现，女性机组人员更有可能出现月经周期紊乱（可能是因为褪黑素分泌的波动），而且她们患精神病和主要情感障碍的概率呈现上升的趋势。

除非你是长途航班的机组人员，或者你累积的飞行里程都够你买下一座小岛，否则上述影响不大可能引起特殊关注。然而，就像严重的睡眠剥夺会使人病入膏肓，而一晚睡眠不足就会造成一些负面影响一样，时差也会产生类似的影响。长期的时差反应，加上长途航班之间几乎没有休息和恢复的时间，可能会导致相当显著的认知和生理影响，而偶尔的国际旅行也会对个体造成明显的影响。

虽然时差对英国工业造成的损失可能高达每年 2.41 亿英镑，但在实验室之外，关于时差对企业业绩影响的研究相对较少。而在重视边际收益的体育界，精英运动员经常需要长途旅行去参加重大赛事，这方面的研究自然更丰富。也许是因为人们感觉体育比商业更有价值，也许是因为体育赛事的输赢涉及巨额的资金，又或者因为竞技体育比商业更容易衡量"表现"……不管是什么原因，研究结论都很明确：跨越多个时区的快速航空旅行降低了运动员在篮球、棒球、美式橄榄球、无板篮球、钢架雪车等项目中的表现。

针对英国国家钢架雪车队的研究发现，在国际旅行后的 1 ~ 2 天内，运动员的神经肌肉控制力会下降。如

果你要以约 140 公里／小时的速度冲下山，并经历 5 个
G 的加速度，这种影响就相当关键了。在棒球比赛中，
拥有 3 小时优势的球队，即与对手相比少穿越 3 个时区
的球队胜率为 60.6%，比主队更有优势。一项对 6 场澳
大利亚全国性无板篮球比赛的回顾性研究发现，与跨越
一个时区或不跨越时区的球队相比，跨越两个或更多时
区的球队表现要差。对美式橄榄球比赛的研究发现，不
管比赛在哪里举行，周一橄榄球之夜的比赛上，来自美
国西海岸的球队优势都最明显，甚至能够抵消东海岸球
队的主场优势。研究人员认为，这些发现是昼夜节律与
外部环境时间匹配与否的结果。周一晚上的比赛 21 点
开始，无论以什么标准来看都很晚了，而且不是一天中
肌肉和心血管表现的最佳时间[1]。对在东海岸比赛的西海
岸球队来说，他们的生物钟让他们的身体觉得是 18 点，
显然比 21 点更适合运动。相比之下，当东海岸球队周一
晚上去西海岸打比赛时，他们的生物钟会认为比赛时间
是午夜，因此表现不好的可能性更大。这种差异体现在
分数上就是，从西到东的球队比从东到西的球队平均多

---

[1]　一些研究表明，身体表现的峰值与体核温度的峰值一致。

得 4 分。

　　时差会导致倦怠、全身乏力、睡眠中断、注意力不集中、食欲不振、肠胃不适、头痛和新陈代谢改变等症状。除了睡眠不良的一般影响，时差还会导致注意力的缺失，以及认知表现的错误，对时间感、空间感、距离感的扭曲。[1] 慢性时差对健康的影响与长期倒班工作一样严重，因为两者都会造成昼夜节律紊乱，这些严重的影响包括抑郁、某些精神疾病的加剧、患某种癌症的风险增加和女性不孕。

---

① 此处隐含着一个非常重要的警示：疲劳驾驶是危险的，倒时差时驾驶可能更危险，因为时差可能会改变感知，扭曲对距离、时间和空间的判断。

☐ 调整生物钟

内部生物节律适应新时区的速度越快，时差持续的时间就越短。

试着利用光线调整你的内部生物节律，使其与外部环境一致。例如，如果你的生理状态处于夜晚，但所处的时区是白天，那就多晒晒太阳。去外面散散步，尽量别戴墨镜，避免一天中的大部分时间都待在室内。如果情况相反，那就尽量避开明亮的光线，包括人造光线。调暗你房内的灯光，避免在睡前使用发光的科技产品。你甚至可以在飞机机舱内就开始调节光线，借助顶灯和窗帘。表 9-2 是跨时区后第一天的推荐光照时间。虽然每个人的睡眠—觉醒周期略有不同，但该表仍具有一定的参考价值。

表 9-2　跨时区后第一天的推荐光照时间

向西时区（小时）	不适合光照的当地时间	适合光照的当地时间
3	02：00—08：00	18：00—00：00
4	01：00—07：00	17：00—23：00
5	00：00—06：00	16：00—22：00
6	23：00—05：00	15：00—21：00
7	22：00—04：00	14：00—20：00
8	21：00—03：00	13：00—19：00
9	20：00—02：00	12：00—18：00
10	19：00—01：00	11：00—17：00
11	18：00—00：00	10：00—16：00
12	17：00—23：00	09：00—15：00
13	16：00—22：00	08：00—14：00
14	15：00—21：00	07：00—13：00
向东时区（小时）	不适合光照的当地时间	适合光照的当地时间
3	00：00—06：00	08：00—14：00
4	01：00—07：00	09：00—15：00
5	02：00—08：00	10：00—16：00
6	03：00—09：00	11：00—17：00
7	04：00—10：00	12：00—18：00
8	05：00—11：00	13：00—19：00
9	06：00—12：00	14：00—20：00
10	与向西 14 小时相同	
11	与向西 13 小时相同	
12	与向西 12 小时相同	

可以使用褪黑素补充剂。在合适的时间摄入褪黑素补充剂，可以减轻时差的影响。许多报告证实，睡前 2 ~ 3 小时服用 3 ~ 5 毫克的褪黑素，可以增加睡意。美国睡眠医学学会也建议使用褪黑素治疗时差。但需要注意的是，目前还没有关于褪黑素作用的长期研究，因此不建议孕妇和青少年服用。

尽快让你的所有外在行为（如进食）与新时区同步。研究发现，肝脏的生物钟比神经中枢的昼夜节律起搏器适应得更快。因此，在适当的时间进食有助于内外系统协调一致。

□ 考虑中途停留时间

尽管快速适应新时区会使你有更多时间自由活动，但其有效性取决于你将在新时区停留多久。如果你在目的地停留不到两天，尽量不要改变你的行为模式，因为这么短的时间内完全适应是不可能的，而且你很可能在回程时再次产生时差。你可以根据出发地的时间，而不是目的地的时间安排会议。

□ 避免"储蓄"睡眠

"储蓄"睡眠似乎是一种应对之后睡眠不足的明智之举。但与新时区不同步的睡眠很可能会加强体内生物节律对旧时区的锚定。

就算很累，也尽量不要在航班上睡觉，除非你的目的地此时正值夜间。

睡一觉，又是新的一天

　　1925 年，纳撒尼尔·克莱特曼（Nathaniel Kleitman）
建立了第一个睡眠实验室，睡眠科学就此诞生。从 20 世
纪 20 年代至今，人们对睡眠的了解已有一些重大进展，例
如首次使用脑电图描述睡眠的 5 个阶段（1937 年）、发现
REM 睡眠（1953 年）、确定生物钟在大脑中的位置（1972
年），以及首次发表表明长期缺乏睡眠会导致死亡的研究结
果（1983 年）。然而，还有很多是未知的：人到底为什么
要睡觉？为什么大部分的深度睡眠发生在前半夜？做梦到
底有什么作用？

　　尽管仍有未解的谜题，但前沿研究团队每天都在发表
新成果，人们从来没有像现在这样热衷于这些问题。最近

的研究集中在睡眠和痴呆的关系上。研究人员发现，REM睡眠每减少1%，患痴呆的风险就会增加9%。即使考虑到血管风险、药物使用和抑郁症状等因素，REM睡眠与痴呆之间的这种特殊联系依然存在。动物研究也有了一些令人兴奋的结果。罗切斯特大学的研究人员发现，老鼠的脑细胞在睡眠时会收缩，以扩大神经元之间的间隙，使大脑能够清除自身的有毒蛋白质（β- 淀粉样蛋白）。研究人员认为，人类睡眠的恢复作用可能正是由于清除了这种清醒时累积的神经毒性废物，而如果未能清除这种废物（可能发生在睡眠不足时）就可能会造成大脑紊乱。

考虑到当前睡眠科技产业超高的产值，个体和组织都已经意识到了睡眠的重要性。然而，这其中有多少是商业投机，有多少是组织文化的根本改变，只有时间才能证明。虽然现在对睡眠的研究比以往任何时候都更加积极，但考虑到 45％ 的美国成年人和 35％ 的英国成年人睡眠不足，以及由此产生的认知、社会、情绪和健康后果，显然我们仍有必要认真对待睡眠问题。

致　谢

很多年来，我一直与来自各行各业、各个地区的人合作。每次我们聊到睡眠和复原力的话题时，我都会进一步了解到糟糕的睡眠会如何影响一个人的工作能力，了解到企业的文化如何导致"出勤率等同于生产率"的迷信存留至今，了解到团队和部门如何在重压之下既要做到事半功倍又要投入更长的时间和更多的精力，了解到人的身体和精神具有怎样的复原力。

对我而言，生活、工作的每一天都是学习日，都会让我学到新的东西。在此，我要感谢所有参加我短期培训课程与学位课程的学员，感谢你们坦诚的经验分享。没有你们，就没有这本书。

我还要感谢我在阿什里奇高管教育商学院的同事们，谢谢你们分享给我关于睡眠的各种新闻剪报、博客、研究报告和文章。你们就是这本书背后的研究团队。你们真的很棒！

　　我也非常、非常感谢我的家人和朋友，你们为我提供了欢乐、笑声和情感支持，让我每晚都睡得很香。

　　最后我要感谢玛莉——我的伴侣，我们为完成这本书共同努力了很久。是你，长年累月和我一起不知疲倦地工作；是你，一直耐心地听我唠叨关于睡眠的最新研究；是你，自始至终支持我、鼓励我。没有你，我想我不会踏上这本书的创作之旅，也无法走到终点。我已经准备好跟你开启下一段旅程，无论那段旅程是什么……

译者后记

　　这本书是我翻译的第二本书，也是我第二次跟湛庐文化合作。

　　接到稿件的时候，我很诧异。作者薇姬·卡尔平是一位不知名的作家，也不是睡眠医生。我担心书的内容质量不够高。然而试读之后，我打消了疑虑。原来卡尔平在睡眠研究方面有近 20 年的经验，尤其专注于职场领域内的睡眠研究，并且在写这本书的时候，查阅了大量的资料和学术文献。书中，卡尔平以非常独特的视角，清晰阐述了"有良好的睡眠，才有成功的人生"这一并不为大众所熟知的朴实道理。看得出，这是一部有益于我们所有人的科普作品。于是，我欣然接受了翻译委托。在之后的翻译过程中，我力求完美，但限于自身水平，疏漏之处在所难免，敬请广大读者不吝赐教。

作为睡眠产业的从业者，我在工作中看到过非常多因睡眠不良而导致慢性疾病的案例。这些疾病深深地影响到人们工作和学习的状态。头天晚上睡不好，直接的后果就是第二天萎靡不振、面容憔悴，注意力很难集中，不但从外表给人很糟的印象，连自己内在的精神也会受到很大的影响。反观今年冬奥会期间的奥运冠军谷爱凌，她在接受采访时透露自己每天都能睡 10 个小时。可以说，睡眠是通往成功人生的一把金钥匙。我们普通人应该知道这一点，并利用好这把金钥匙。

2015 年，我和我的创业伙伴竹东翔的一位共同好友由于夜间睡眠时呼吸暂停，最后心梗去世。这件事情给我们很大的触动。我们立志做一个既能智能监测睡眠，同时又能止鼾的枕头，以改善人们的睡眠状况。

创业初期，我们克服了很多的困难，终于做出原型机，给投资人展示。投资人看后也很兴奋，很快我们就敲定了天使轮的投资。然而，我们的创业之路并非一帆风顺。由于经验不足，我们做的第一代产品存在很多的问题。考虑到消费者的体验，我们决定销毁产品。

但让我们意外的是，每次我们接触一个个用户的时候，大家给我们的反馈都很积极，都觉得我们在做一件非常有意义的事情。我也是从这些反馈中才发现，有睡眠问题的人特别多。于是，我们有了一个新的想法。

我们针对这些有睡眠问题的人，以及注重健康、关心自己、关爱家人的群体，设计了一款叫蜗牛睡眠的 App 并供大家免费使用。这款 App 可以通过睡前的助眠音频帮助用户更好更快地入睡，并在用户入睡后自动进入睡眠监测状态。第二天早上，它会在合适的时刻唤醒用户，并提供前一晚的睡眠报告。此外，该 App 里还有关于改善睡眠的课程，同时，我们也在开发关于睡眠的数字疗法。

从 2015 年至今，我们已经积累了超过 8 000 万的用户，App 累计下载量超 1.5 亿。通过后台的大数据，我们能看到全球各地人们的睡眠情况。就国内而言，我们分析出有 35% 的人失眠，26% 的人有打鼾的现象，9% 的人有中重度睡眠呼吸暂停的症状。疫情期间人们的睡眠状况在数据端也有所反应。我们看到每一次封城和解封都会产生大量异于平常的数据。这些数据直接反映了当时当地人们睡眠的变化，更揭示了人们生活和心理的变化。

创业这些年，我接触了大量中国睡眠领域的专家和学者，以及各种分领域内的从业者。我们深知，虽然睡眠产业是大家眼中的朝阳产业，人人都说大健康产业有光明的前途和未来，但事实上，睡眠产业还任重道远，离大家能够挖掘出金矿还有很长的一段路要走。睡眠学在中国的医学界并不是一级学科，而在医院，睡眠科都不怎么赚钱，往往被边缘化。专攻睡眠学的医生和教授更是常常连奖金都拿不到。

虽然大众对健康越来越重视，但为了睡眠健康而花钱甚至花大钱的人还是少数。大多数人还没有意识到睡眠对自身健康，乃至人生有多么重要且深远的影响。作为业内人士，我们常常需要大声疾呼，从知识普及和教育的角度告诉更多的人，睡眠赛黄金，睡眠是一切健康的根源。随着《"健康中国2030"规划纲要》的落地与实施，我们也从中央政府、地方政府和企业层面看到了国家在治未病上、在提高全民身体素质和健康状况上的努力。我们也期待在国家产业政策的指引下，睡眠产业能走向光明的未来。

言归正传，由于睡眠对人生至关重要，所以，我非常推荐大家能读一读这本通俗易懂的睡眠科普书。希望大家能够借此认识到睡眠对个人、对组织，甚至对国家的重要性，并利用书中的知识与技巧创建最适合自己的睡眠方案，健康、高效、幸福地工作和生活。

未来，属于终身学习者

我这辈子遇到的聪明人（来自各行各业的聪明人）没有不每天阅读的——没有，一个都没有。巴菲特读书之多，我读书之多，可能会让你感到吃惊。孩子们都笑话我。他们觉得我是一本长了两条腿的书。

——查理·芒格

互联网改变了信息连接的方式；指数型技术在迅速颠覆着现有的商业世界；人工智能已经开始抢占人类的工作岗位……

未来，到底需要什么样的人才？

改变命运唯一的策略是你要变成终身学习者。未来世界将不再需要单一的技能型人才，而是需要具备完善的知识结构、极强逻辑思考力和高感知力的复合型人才。优秀的人往往通过阅读建立足够强大的抽象思维能力，获得异于众人的思考和整合能力。未来，将属于终身学习者！而阅读必定和终身学习形影不离。

很多人读书，追求的是干货，寻求的是立刻行之有效的解决方案。其实这是一种留在舒适区的阅读方法。在这个充满不确定性的年代，答案不会简单地出现在书里，因为生活根本就没有标准确切的答案，你也不能期望过去的经验能解决未来的问题。

而真正的阅读，应该在书中与智者同行思考，借他们的视角看到世界的多元性，提出比答案更重要的好问题，在不确定的时代中领先起跑。

湛庐阅读App：与最聪明的人共同进化

有人常常把成本支出的焦点放在书价上，把读完一本书当作阅读的终结。其实不然。

时间是读者付出的最大阅读成本

怎么读是读者面临的最大阅读障碍

"读书破万卷"不仅仅在"万"，更重要的是在"破"！

现在，我们构建了全新的"湛庐阅读"App。它将成为你"破万卷"的新居所。在这里：

● 不用考虑读什么，你可以便捷找到纸书、电子书、有声书和各种声音产品；

● 你可以学会怎么读，你将发现集泛读、通读、精读于一体的阅读解决方案；

● 你会与作者、译者、专家、推荐人和阅读教练相遇，他们是优质思想的发源地；

● 你会与优秀的读者和终身学习者为伍，他们对阅读和学习有着持久的热情和源源不绝的内驱力。

下载湛庐阅读 App，
坚持亲自阅读，
有声书、电子书、阅读服务，
一站获得。

CHEERS

本书阅读资料包
给你便捷、高效、全面的阅读体验

本书参考资料 湛庐独家策划

☑ **参考文献**
为了环保、节约纸张, 部分图书的参考文献以电子版方式提供

☑ **主题书单**
编辑精心推荐的延伸阅读书单, 助你开启主题式阅读

☑ **图片资料**
提供部分图片的高清彩色原版大图, 方便保存和分享

相关阅读服务 终身学习者必备

☑ **电子书**
便捷、高效, 方便检索, 易于携带, 随时更新

☑ **有声书**
保护视力, 随时随地, 有温度、有情感地听本书

☑ **精读班**
2~4周, 最懂这本书的人带你读完、读懂、读透这本好书

☑ **课 程**
课程权威专家给你开书单, 带你快速浏览一个领域的知识概貌

☑ **讲 书**
30分钟, 大咖给你讲本书, 让你挑书不费劲

湛庐编辑为你独家呈现
助你更好获得书里和书外的思想和智慧, 请扫码查收!

(阅读资料包的内容因书而异, 最终以湛庐阅读App页面为准)

图书在版编目（CIP）数据

让好睡眠成为你的职场优势 ／（英）薇姬·卡尔平
（Vicki Culpin）著；高嵩译. -- 杭州：浙江教育出版
社，2022.5
　　书名原文：The Business of Sleep
　　ISBN 978-7-5722-3346-3

　　Ⅰ. ①让… Ⅱ. ①薇… ②高… Ⅲ. ①睡眠－普及读
物 Ⅳ. ①R338.63-49

中国版本图书馆CIP数据核字(2022)第059664号

上架指导：睡眠 / 生活

浙江省版权局
著作权合同登记号
图字：11-2022-110 号

让好睡眠成为你的职场优势
RANG HAO SHUIMIAN CHENGWEI NI DE ZHICHANG YOUSHI

［英］薇姬·卡尔平（Vicki Culpin）　著

高嵩　译

责任编辑：洪　滔　高露露

美术编辑：韩　波

封面设计：ablackcover.com

责任校对：刘晋苏

责任印务：沈久凌

出版发行：浙江教育出版社（杭州市天目山路 40 号　电话：0571-85170300-80928）

印　　刷：天津中印联印务有限公司

开　　本：880mm×1230mm 1/32

印　　张：6.75　　　　　　　　　　**字　　数：**108 千字

版　　次：2022 年 5 月第 1 版　　　　**印　　次：**2022 年 5 月第 1 次印刷

书　　号：ISBN 978-7-5722-3346-3　　**定　　价：**69.90 元

如发现印装质量问题，影响阅读，请致电 010-56676359 联系调换。